现代针灸推拿治疗精要

主编 李鹢 刘海洋 谷允江 李辉 王凡星

中国出版集团有限公司

世界图书出版公司
西安 北京 上海 广州

图书在版编目（CIP）数据

现代针灸推拿治疗精要/李鹍等主编.—西安：世界
图书出版西安有限公司，2023.5
ISBN 978-7-5232-0381-1

Ⅰ.①现… Ⅱ.①李… Ⅲ.①针灸学②推拿 Ⅳ.①R24

中国国家版本馆CIP数据核字（2023）第081123号

书　　名	现代针灸推拿治疗精要	
	XIANDAI ZHENJIU TUINA ZHILIAO JINGYAO	
主　　编	李　鹍　刘海洋　谷允江　李　辉　王凡星	
责任编辑	李　娟	
装帧设计	济南睿诚文化发展有限公司	
出版发行	世界图书出版西安有限公司	
地　　址	西安市雁塔区曲江新区汇新路355号	
邮　　编	710061	
电　　话	029-87214941　029-87233647（市场营销部）	
	029-87234767（总编室）	
经　　销	全国各地新华书店	
印　　刷	山东麦德森文化传媒有限公司	
开　　本	787mm×1092mm　1/16	
印　　张	11	
字　　数	200千字	
版次印次	2023年5月第1版　2023年5月第1次印刷	
国际书号	ISBN 978-7-5232-0381-1	
定　　价	128.00元	

编委会

◎ 主　编

李　鸩　刘海洋　谷允江

李　辉　王凡星

◎ 副主编

封百玉　王　艳　熊富山

朱志伟　杨文龙　张　波

◎ 编　委（按姓氏笔画排序）

王　艳（大理白族自治州中医医院）

王凡星（新疆石河子大学第一附属医院）

朱志伟（大理白族自治州中医医院）

刘海洋（枣庄市中医医院）

孙　艳（山东中医药大学附属医院）

李　林（胜利油田中心医院）

李　辉（济南市中医医院）

李　鸩（枣庄市中医医院）

杨文龙（大理白族自治州中医医院）

谷允江（山东省济宁市第二人民医院）

张　波（平度市人民医院）

封百玉（泰安市中医二院）

熊富山（大理白族自治州中医医院）

前言
FOREWORD

中医学源远流长,绵延数千载,是世界科学史上具有独特理论体系和卓越临床疗效的一门自然科学,它曾为中华民族的繁衍昌盛和人类的文明做出了巨大的贡献。针灸推拿是中医学的重要组成部分,也是人类较早发现和应用的医疗方法,适应于多种疾病治疗,疗效迅速显著,又因无药物毒副作用而被称为绿色疗法,流传数千年而不衰。针灸推拿以其操作方法安全易行,医疗费用经济,而被广大患者所接受。特别是在科学技术高速发展的今天,针灸推拿学与现代化科学技术相结合,使其有了新的内涵,并逐步发展成具有完整理论体系的治疗方法。作为新时代的针灸推拿临床工作者,不仅要继承发扬传统医学中的宝贵经验,还应掌握现代科技赋予针灸推拿的新内涵,以求更好地为患者服务。为此,编者编写了《现代针灸推拿治疗精要》一书。

本书内容丰富,编排合理,不仅介绍了经络腧穴学概述、针法、灸法等基础知识,而且涵盖了脑系病证、肺系病证、脾胃系病证等的针灸治疗及骨科疾病和儿科疾病的推拿治疗。本书在编写时吸取了近年来针灸推拿学术发展的最新成果和临床成熟的经验,以临床实用为前提,辨证与辨病相结合,突出了临床诊断的准确性和治疗的针对性。本书内容丰富,言简意赅,取材有所侧重,文字浅显易懂,可供中医师、中西医结合医师、中医院校师生及广大针灸推拿工作者参考应用。

由于本书编者较多，每位编者的特点、撰稿及笔调不尽一致，缺乏经验，在编写的过程中难免遗漏，如有不妥之处，恳请广大读者给予批评指正，以便进一步修订，共同促进针灸推拿学的发展与提高。

《现代针灸推拿治疗精要》编委会

2023 年 1 月

目录 CONTENTS

第一章

经络腧穴学概述

第一节 经络的生理功能和病理现象

经络是人体运行气血、联络脏腑、沟通内外、贯串上下的径路。经络学说是我国古代医家经过长期的医疗实践,特别是针灸疗法的实践,以及对人体解剖、生理、病理等的观察和研究,创立的一种医学理论。其涉及生理、病理、诊断和治疗等各个领域,指导着中医临床各科,而与针灸学科的关系尤为密切。我国较早的医籍《内经》《五十二病方》中,对其已有详细的记载,内容相当丰富。经络学说形成后,千百年来一直有效地指导着临床实践。

腧穴是人体脏腑和经络功能在体表的特定反应点。"腧"音义同"输",有运输、沟通的意思。这些特定的针灸部位,在历史文献中,有"气穴""空穴""腧穴""输穴""骨穴"等名称,现在统称"穴位"。从这些名称可以看出,古代医家对"腧穴"的理解,不能把它看成孤立于体表的一个点。正因为如此,对腧穴进行针灸或艾灸,就可以发挥相应的经络作用,以调节脏腑气血的功能,达到防治疾病的目的。

经络是经和络的总称,包括经脉和络脉两个部分。经是主干,多纵行。络是分支,主要的络脉如十五络也多纵行,但络脉越分越细,纵横联络,像罗网一样遍布全身。经络系统包括十二经脉、奇经八脉、十二经别、十二经筋、十二皮部、十五络以及浮络、孙络等。其中以十二经脉以及奇经八脉中任、督二脉为主体。经脉内属脏腑、外络肢体、沟通内外、贯穿上下、运行气血,将内部的脏腑与外部的各种组织器官联系成一个有机的整体,使人体各部的功能保持协调和相对的平衡。

(1)十二经脉:由于十二经脉是经络系统的主体,所以又名"正经"。它们分别属于十二脏腑,各经都以其所属脏腑命名,如手太阴经属肺,就叫作手太阴肺经。凡是阴经,属脏络腑;凡是阳经,属腑络脏。阳经为表,阴经为里,形成了6组"表里"关系。十二经脉在体表分左右两经循行于头面、躯干和四肢,阴经循行于四肢内侧及胸腹部,阳经循行于四肢外侧及躯干部。分布于上肢的叫手经,分布于下肢的叫足经。即手太阴肺经、手阳明大肠经、足阳明胃经、足太阴脾经、手少阴心经、手太阳小肠经、足太阳膀胱经、足少阴肾经、手厥阴心包经、手少阳三焦经、足少阳胆经、足厥阴肝经。一般是太阴、阳明在前,厥阴、少阳在中(侧),少阴、太阳在后。

(2)奇经八脉:奇经是任、督、冲、带、阴维、阳维、阴跷、阳跷等八脉的总称。它和十二正经不同,既不直接属于某一脏腑,也不一定有表里相配。它们于十二经脉交会与交叉,联系密切。其中任脉、阴维、阴跷与经脉中的阴脉相联系;督脉、阳维、阳跷与经脉中阳脉相联系,带脉主要与足脉联系;唯有冲脉在古代文献中说法不一,大致与足少阴肾经、足阳明胃经、足厥阴肝经及任脉都有联系。古人认为奇经八脉的功能主要是对十二经脉的气血根据盈亏状况起着"蓄""溢"的调节作用。奇经八脉的分布概况如下。任脉:行于胸腹正中,上至颜部。诸阴经都来交会,故称"阴脉之海"。有调节诸阴经经气的作用。督脉:行于腰背正中,上至头面。诸阳经均来交会,故称"阳脉之海"。有调节全身阳气的作用。冲脉:与诸少阴经脉并行,能涵蓄十二经脉的气血,故称"十二经之海",亦称"血海"。带脉:起于胁下,绕腰一周,状如束带,能约束诸经。阴维脉、阳维脉:阴维脉,与六阴经脉联系,会合于任脉;阳维脉,与六阳经联系,会合于督脉。它们分别调节六阴经与六阳经的经气,以维持阴阳之间的协调与平衡。阴跷脉、阳跷脉:它们均起于足跟,分别上行交会于目内眦,能调节肢体的运动功能和眼睑的开合功能。由于奇经八脉的所属穴位大多散见于十二经脉之中,唯有任、督二脉各有专穴,所以与十二经脉相提并论,称为"十四经"。

(3)十五络:十二经脉与任、督二脉各出一条较大的络脉,加上足太阴脾经又出一条较大的络脉,合起来称十五络。它们各自都有循行路线,其走向多与本经脉相平行,并与相表里的经脉联系。十五络从经脉分支出来部位的腧穴称为"络穴"。络穴主要治疗本络脉循行部位的疾病,有些也能治疗为表里经脉的疾病。从经脉分出的还有许多络脉,越分越细,小的络脉叫孙络,内有血液的叫血络,在体表可以看到的叫浮络,它们遍布全身,主要是输布气血于经筋、皮部等。

(4)十二经别、十二经筋和十二皮部:十二经别是十二经脉深入体腔或内脏的分支。大凡阳经的经别,从肢体进入胸腹腔和内脏后,大多数又再浅出于颈项,仍会合于原来分出的经脉。阴经的经别,从本经分出后和相表里的阳经经别并行或会合,最后都会合于为表里的阳经经脉。十二经筋是经络系统在肢体外周的联络部分,只分布于四肢与躯干、头面,少部分入腹腔内,但不与脏腑相通,而与筋肉相关。十二皮部是经络之气在体表的分布范围,因经脉有 12 条,所以皮肤也相应分为 12 个区域(任脉循行部位合于少阴、督脉循行部位合于太阳)。其与经脉,特别是浮络有密切关系,一般说来,经脉是线状分布,络脉是网状分布,皮部则是"面"的划分,而比经络更多更广泛些。

经络纵横交贯,遍布全身,将人体内外、脏腑、肢节、官窍联结成为一个有机的整体,在人体的生命活动中,具有十分重要的生理功能。构成经络系统和维持经络功能活动的最基本物质,称为经气,经气运行于经脉之中,故又称脉气。经气是人体真气的一部分,为一种生命物质,在其运行、输布过程中,表现为经脉的运动功能和整体的生命功能。气无形而血有质,气为阳,血为阴,一阴一阳,两相维系,气非血不和,血非气不运。所以人之一身皆气血之所循行。运行于经脉之气,实际上包括了气以及由气化生的血、精、津液等所有生命所必需的营养物质,概言之为气血而已。故称经脉是运行气血的通路。《灵枢·经脉》曾经指出:"经脉者,所以能决死生,处百病,调虚实,不可不通。"这里概括说明了经络系统在生理、病理和防治疾病方面的重要性,又可理解为经络系统有沟通内外,运行气血和调节平衡等 3 个方面的功能。

一、联系作用

人体是由五脏六腑、四肢百骸、五官九窍、皮肉脉筋骨等组成的,它们虽各有不同的生理功能,但又共同进行着有机的整体活动,使机体内外、上下保持协调统一,构成一个有机的整体。这种有机配合,相互联系,主要是依靠经络的沟通、联络作用实现的。由于十二经脉及其分支的纵横交错,入里出表,通上达下,相互络属于脏腑,奇经八脉联系沟通十二正经,十二经筋、十二皮部联络筋脉皮肉,从而使人体的各个脏腑组织器官有机地联系起来,构成了一个表里、上下彼此之间紧密联系、协调共济的统一体。所以说:"夫十二经脉者,内属于腑脏,外络于肢节"(《灵枢·海论》)。

二、感应作用

经络不仅有运行气血营养物质的功能,而且还有传导信息的作用。所以,经络也是人体各组成部分之间的信息传导网。当肌表受到某种刺激时,刺激量就沿着经脉传于体内有关脏腑,使该脏腑的功能发生变化,从而达到疏通气血和调整脏腑功能的目的。脏腑功能活动的变化也可通过经络而反映于体表。经络循行四通八达而至机体每一个局部,从而使每一局部成为整体的缩影。针刺中的"得气"和"行气"现象,就是经络传导感应作用的表现。

三、濡养作用

人体各个组织器官均需气血濡养，才能维持正常的生理活动。而气血通过经络循环贯注而通达全身，发挥其营养脏腑组织器官、抗御外邪保卫机体的作用。所以说："经脉者，所以行血气而营阴阳，濡筋骨，利关节者也"（《灵枢·本脏》）。

四、调节作用

经络能运行气血和协调阴阳，使人体功能活动保持相对的平衡。当人体发生疾病时，出现气血不和及阴阳偏胜偏衰的证候，可运用针灸等治法以激发经络的调节作用，以"泻其有余，补其不足，阴阳平复"（《灵枢·刺节真邪》）。实验证明，针刺有关经络的穴位，对各脏腑有调节作用，即原来亢进的可使之抑制，原来抑制的可使之兴奋。

五、病理现象

经气与精微物质比较，经气起主导作用，只有在经气旺盛的情况下，才可使精微物质正常运行，濡养全身。这种濡养途径，是通过经络系统完成的，如果参与经气组成的任何一部分精微物质发生障碍，不管其是先天方面或是后天方面的，都会使经气的运行和生成随之发生障碍。例如某些原因造成的脏腑功能低下或者是病理变化，经气必然随之亦发生功能减弱或病理改变，来源于脏腑的精微物质就不能正常地通过经络系统去濡养体表关节、筋膜、肌肉与韧带等。势必在体表某些部位（与体内特定脏腑连接部位）表现出反常现象。通过不断实践，我们可以把一定脏腑病变在体表表现出的一定症状总结出来，这样就可以以体表的异常现象，根据经络系统与功能的理论去推测体内脏腑病变。例如锁骨上窝的疼痛，可以反映气管、肺部的疾病；胃之背俞穴疼痛，可以反映胃及十二指肠病变。反之，体表功能的失常（外界致病因素造成），可以影响体内脏腑功能发生变化，亦同样可由经络的异常现象表现出来，例如体表皮肤受到外界反常气候侵袭，超越了机体的适应能力，皮肤卫气功能发生病变，通过经络使脏腑受病，出现经络与脏腑证候，如高热、胸痛、闷气、汗出、咳嗽等。说明经络既可运输精微物质濡养人体，又可传递病邪，因此经络能反映人体的生理、病理变化。

由于经络具有上述功能，所以机体某一部分的组织器官因某种因素导致功能失常时，就可刺激穴位而通过经络进行调整，使其恢复相对的协调平衡。

经气的运行，也就是经络的传导作用（体表与脏腑、内外之间的传导）。生理情况下经络的传导作用是正常的,病理情况下,传导作用低下或阻滞,只有使经络的传导作用正常化,才能达到调整病理变化,恢复生理功能的目的。经络的传导作用可以用一定的仪器测出来,某些情况下人体主观可以感觉出来。针灸疗法作用于经络,经络的传导作用是否出现的标志就是看机体是否"得气"。所谓"得气"是人体对刺激的一些酸、麻、胀、沉、痛、放射感、热、凉等主观感觉反应。能否"得气"是由针灸疗法的作用方式、刺激方法、刺激量、作用时间来决定的。"得气"的目的就是使经络恢复功能。

第二节　经络学说在临床上的运用

一、诊断方面

由于经络有一定的循行部位和络属的脏腑,它可以反映所属经络脏腑的病证,因而在临床上,就可根据疾病所出现的症状,结合经络循行的部位及所联系的脏腑,作为诊断疾病的依据。例如:两胁疼痛,多为肝胆疾病;缺盆中痛,常是肺的病变。又如头痛一证,痛在前额者,多与阳明经有关;痛在两侧者,多与少阳经有关;痛在后头部及项部者,多与太阳经有关;痛在巅顶者,多与厥阴经有关。《伤寒论》的六经辨证,也是在经络学说基础上发展起来的辨证体系。在临床实践中,还发现在经络循行的通路上,或在经气聚集的某些穴位处,有明显的压痛或有结节状、条索状的反应物,或局部皮肤的形态变化,也常有助于疾病的诊断。如肺脏有病时可在肺俞穴出现结节或中府穴有压痛,肠痈可在阑尾穴有压痛,长期消化不良的患者可在脾俞穴见到异常变化等。"察其所痛,左右上下,知其寒温,何经所在"(《灵枢·官能》),就指出了经络对于指导临床诊断的意义和作用。

经络穴位察诊,是按压或用其他方法在经络循行部位和腧穴上,以及对应的皮部区域观察有无压痛、皮下结节,或者是皮下组织有无隆起、凹陷、松弛以及皮肤温度与电阻的变异现象等,借以协助诊断经络和脏腑病变部位与性质。这种现象只是在部分患者身上出现阳性反应,另一部分患者身上则不出现。

二、治疗方面

经络学说被广泛地用以指导临床各科的治疗。特别是对针灸、按摩和药物治疗,更具有重要指导意义。针灸与按摩疗法,针灸临床配穴,一般是在明确辨证的基础上,除局部与邻近选穴外,通常是以"循经选穴"为主,它是以"经络所通,主治所及"为依据的。具体地说,看病变属于哪一脏腑或哪一经循行的部位,便选择哪一经的腧穴(主要是指四肢肘、膝关节以下的腧穴)来治疗。因此经络学说在针灸学中是包含着腧穴主治规律的理论。

药物治疗也要以经络为渠道,通过经络的传导转输,才能使药到病所,发挥其治疗作用。在长期临床实践的基础上,根据某些药物对某一脏腑经络有特殊作用,确定了"药物归经"理论;金元时期的医家,发展了这方面的理论,张洁古、李杲按照经络学说,提出"引经报使"药,如治头痛,属太阳经的可用羌活,属阳明经的可用白芷,属少阳经的可用柴胡。羌活、白芷、柴胡,不仅分别归手足太阳、阳明、少阳经,且能引他药归入上述各经而发挥治疗作用。

此外,以前曾经用于临床的针刺麻醉,以及耳针(电针)、穴位埋线、穴位结扎等治疗方法,都是在经络学说的指导下进行的,并使经络学说得到一定的发展。

总之,经络系统遍布全身,气、血、津液主要以经络为其运行途径,才能输布于人体各部,发挥其濡养、温煦作用。脏腑之间,脏腑与人体各部分之间,也是通过经络维持其密切联系,使其各自发挥正常的功能。所以经络的生理功能,主要表现在沟通内外,联络上下,将人体各部组织器官连接成为一个有机的整体,通过经络的调节作用,保持着人体正常生理活动的平衡协调。经络又能将气血津液等维持生命活动的必要物质运送到全身,使机体获得充足的营养,从而进行正常的生命活动。此外,经络又是人体的信息传导网,它能够接受和输出各种信息。

第三节　腧穴的分类

人体的腧穴很多,它是人们在长期的临床实践中陆续发现而逐步积累起来的。经过历代医家用"分部"和"分经"的方法,进行多次整理,现在一般分为 3 类。

一、十四经穴

十四经穴简称"经穴",指分布在经络循行的通路上,被列入十四经系统的腧穴,它们是腧穴的主要部分。现在的三百六十多个经穴中,绝大部分是晋代以前发现的,其中很多腧穴可能是发现经络的基础。这些经穴自发现以来,都是经过定位、定名,逐步从散在到系统。

二、奇穴

奇穴也称为"经外奇穴",指既有明确的位置,又有专用穴名,但是还没有列入十四经系统的腧穴。其实,这些奇穴与经络系统也有联系,所以其中一部分已被逐步收为经穴,例如膏肓、风市等穴,在唐代《千金方》中为奇穴,但到了宋代的《铜人腧穴针灸图经》就把它们归纳为经穴。奇穴一般是在经络系统发现之后陆续发现的,多数时间较经穴为迟,大约从唐代开始,到现在在数量上已比经穴为多。

三、阿是穴

阿是穴又叫压痛点,古代叫"以痛为腧",它没有固定的位置,而是哪里有病有痛就在哪里针灸,不过,广义的阿是穴还包括了距离病变部位较远的敏感点。

第四节 腧穴的主治作用

从腧穴多种多样主治作用中,归纳起来,有以下几个基本方面。我们对这些主治作用,都应该理解为相对的。

一、普遍性

每一个腧穴都能主治局部和邻近部位的组织器官及其内脏疾病。如风池穴能治疗头部和眼的疾病,中脘穴能治疗胃和十二指肠疾病等。由于各穴局部和邻近部位的范围大小不一,因而对腧穴主治局部、邻近部位疾病的概念只能以笼统的原则说明。腧穴治疗局部和邻近部位的疾病,一般不受经络循行分布的限制。

二、特异性

(1)四肢穴,尤其是肘、膝关节以下的腧穴,除了主治局部及邻近部位疾病以外,还能治疗远距离——头面、躯干或内脏的疾病,这种主治作用与经络有关。如足阳明胃经的足三里、上巨虚等穴能治疗胃肠病,手厥阴心包经的内关、间使等穴能治疗心脏病。相对来说,头面、躯干部位的腧穴则较少治疗四肢部位的疾病。然而从面针、头皮针、耳针等可以治疗全身疾病来看,头面、躯干腧穴也能够治疗四肢部位的疾病。而且古代医籍就有风府穴治疗足病的记载。

(2)某些腧穴的主治作用显然有别于其他穴位。如足三里、气海、关元等穴有强身健体的作用,十宣、人中、会阴等穴有兴奋呼吸中枢的作用。

如上所述,腧穴对机体的作用,在现阶段认为确实存在一定的特异性,但由于针刺某一腧穴可以影响到多个器官的功能,多个腧穴对同一生理功能都有作用。如针刺足三里可以影响消化、血液、心血管等系统以及机体的防卫、免疫功能;多个腧穴,如足三里、曲池、内关、三阴交、太冲等都有降压作用。因此,这些特异性又是相对的,不是绝对的。

三、双向性

腧穴主治的双向性,就是针灸腧穴时对机体的一种良性双向调节作用。即在不同的功能状态下针灸某一腧穴,具有截然相反的作用。当功能状态过高时,针灸可使之降低;反之,可使之增高。如心率快时,针灸内关可使之减慢,心率慢时,针刺又可使之加速。泄泻时,针刺足三里可以止泻,但在便秘时又可通便。这种调节作用,既可表现于局部,也可影响全身各个生理功能系统。

四、协同性

两个以上的腧穴同时使用,可以增强其治疗效果(与药物的协同性定义不同,后者是两种药物同时使用,其作用大于两者之和)。这主要在于选用的腧穴在主治部位和性质上具有共同之处。如中脘、内关、足三里,其止痛的效果比单用某一腧穴为好。这是因为这些腧穴在治疗部位方面是共同的。

五、拮抗性

多个腧穴同时使用反而减弱其作用,这是因为这些腧穴在主治部位毫无共同之处。针灸不同于药物有某些物质进入体液循环,只是经过经络作用于特定的组织器官,进行重点调节。如取穴过于庞杂,希望同时解决多种疾病,便不能突出重点,与机体内在抗病能力不相适应,所以疗效反而不好。另外,有人在观察内关穴对心脏的作用时,采取配用交信穴后则降低了内关穴的作用。

此外,腧穴具有有限的敏感性(指针刺后产生的治疗效应)。如一个腧穴每天针刺1次,连续7~10天,其敏感程度便逐渐下降,到14天后便基本不敏感了,但休息一定时期后,该穴仍具有原来的敏感性。所以临床必须采用轮换选穴,或治疗一个周期后,休息数天再进行第二个疗程。

腧穴主治的特异性,是几种作用中最重要的一点。着重研究腧穴的特异性,不仅对指导临床实践,而且对揭露经络的本质,都有现实意义。

第五节　腧穴的体表定位

临床上定穴的位置是否正确,会直接影响到治疗效果。为找准穴位,必须掌握一定的定位方法。现将临床上常用的几种定位方法介绍如下。

一、解剖标志定位法

利用人体各种解剖标志作为定穴的依据,是最基本的取穴法。临床上常用的标志大致分为两种。

(一)固定标志

固定标志指不受人体活动的影响而固定不移的标志。如五官、毛发、指(趾)甲、乳头、脐及骨的突起或凹陷部。

(二)活动标志

活动标志指需要采取相应的动作姿势才会显现的标志。包括肌肉的凹陷、肌腱的显露部位、皮肤的皱襞以及某一关节的间隙等。

二、尺度定位法

由于很多腧穴距离自然标志很远,如果不拟定出它们距离自然标志的长度来,是很难确定其位置的,这种假定的与自然标志之间距离的长度,就叫作"尺度",传统叫作"骨度"。尺度通常使用单位为"寸",就是等分。如腕横纹到肘横纹是 12 寸,就是将腕横纹到肘横纹划分为 12 等分。它适用于任何年龄、任何体型的人,老幼、高矮、胖瘦、男女都适用。

(一)人体各部位尺度

1.头部

直寸:前发际至后发际 12 寸。前发际不明者,可从眉心向上加 3 寸;后发际不明者,可从大椎穴向上加 3 寸,即从眉心到大椎(第七颈椎棘突下)作 18 寸。

2.胸腹部

(1)直寸:胸部以肋间隙作为定穴依据。上腹部从胸剑联合至脐中作 8 寸(有些人生理有变异,没有剑突,而且软肋与胸骨结合部位高于一般人,这种情况下,必须以不容穴相平处为脐上 6 寸。下腹部从脐中到耻骨联合上缘作 5 寸)。

(2)横寸:两锁骨中线或两乳头之间作 8 寸。

3.背部

(1)直寸:以脊椎棘突作为定位依据。

(2)横寸:两肩胛骨脊柱缘之间作6寸。

4.上肢部

(1)上臂:从腋前皱襞到肘横纹作9寸。

(2)前臂:从肘横纹到腕横纹作12寸。

5.下肢部

(1)大腿:内侧,从耻骨联合上缘到骨内上髁作18寸;外侧,从股骨大转子到腘横纹作19寸(从臀沟至腘横纹作14寸)。

(2)小腿:内侧,从胫骨内踝以下至内踝作13寸;外侧,屈膝时,从髌骨下缘至外踝16寸。

(二)尺度定位法

具体使用时,有指侧等分定位法和手指同身寸定位法之分。

1.指侧等分定位法

是将取穴部位"尺度"的全长用手指划分为若干等分的方法。如取间使穴时,可将腕横纹至肘横纹的12寸划分为两等分,再将近腕的一个等分又划分两个等分。这样腕上3寸的间使便可迅速而准确地定位。

2.手指同身寸定位法

在体表标志和尺度的基础上,临床也常用手指来比量。因为各人手指的长度和宽度与其他部位有一定的比例,所以便可以用其本人的手指来衡量"尺度",这种方法称为"同身寸"。医师只要注意到这种情况,也可根据患者的高矮胖瘦做出调整,从而用自己的手指来量定患者的穴位。由于人体各部分尺度的等分大小不一,不能相互通用,所以同身寸也有大小之分。

(1)大寸。直指量:一般以次指末节为1寸,加中指节为2寸。横指量:拇指末节的宽度为1寸,示、中二指相并为1寸半,示、中、无名和小指四指相并为3寸(过去叫"一夫法",以中指的近掌第一节与第二节的关节水平线的宽度为准,适用于下肢)。

(2)小寸:中指近掌第一、二节关节宽度为1寸,示、中二指相并为2寸,示、中、无名三指相并为3寸。多适用于上肢(手指同身寸定位法可有微小差误,因此使用时以<3寸为度。若>3寸,应采用指侧等分定位法为宜)。

三、简便定位法

简便定位法是临床一种简便易行的方法,某些穴位可以采用。如垂手中指端到达处取风市,两手虎口交叉在示指端到达处取列缺等。

第二章

针　法

第一节　得气和针感

在针刺过程中采用相应手法,使患者针穴局部和所属经脉出现某些感觉,并取得一定疗效的反应,古时称为"得气"或"气至",目前则称为"针刺感应",又简称为针感。

一、得气的临床表现

得气出自《黄帝内经素问·离合真邪论》:"吸则内针,无令气忤,静以久留,无令邪布,吸则转针,以得气为度。"得气是由医患双方在针刺过程中分别产生的主观感觉与客观效应组成的,可通过各种临床表现而察知。

(一)患者的主观感觉

在针刺之后,患者针穴局部和所属经脉路线上可出现不同性质的针刺感觉,主要有酸、胀、重、麻、凉、热、痒、痛,局部肌肉松弛或紧张,甚而有上下传导的触电感、水波样感和气泡串动样感,有时还可出现蚁走样感或跳跃样感等。

1.不同性质的针感

不同性质的针感与机体反应性、病证性质和针刺部位有密切关系,并与相应手法的操作有关。酸感多见于局部,有时亦可放散至远端,特别在深部肌层、四肢穴位处多见,腰部次之,颈、背、头面、胸腹少见,四肢末梢一般无酸感出现。胀感较多见于局部,多在酸感出现前感知,时而呈片状向四周放射,犹如注射药液所呈现的物理压迫感,常现于四肢肌肉丰厚处。重感即沉重的感觉,犹如捆压,多见于头面、腹部,以局部为主,基本上不放射。麻感呈放射状态,多见于四肢肌肉丰厚处,呈条状、线状或带状等。痛感多见于局部,以四肢末端或痛感敏锐处为重,如十二井穴、水沟、涌泉、劳宫等。在针尖触及表皮时间较长,或手法不当,或针尖触及骨膜、血管时,亦可出现痛感。

触电样针感呈放射状,可快速放散至远端,多见于四肢敏感穴位,刺及神经干处亦可引起触电样感觉,时而会引起肢体搐动,患者常表现为不舒适的反应。水波样或气泡串动样感觉,常在四肢和肌肉丰厚处出现,可上下循经传导,患者感到舒适。痒感和蚁走感常出现在留针期间,皮肤瘙痒难忍,犹如虫蚁上下走行。跳跃感指肌肉的跳动或肢体不随意的上下抽动,亦为施行较强手法后所出现的一种针感。

2.不同程度的针感

针感的程度与患者体质、病证性质和针刺耐受性有关。患者体格强壮、对针刺敏感或不耐针刺者,针感多明显强烈;患者体格弱,对针刺反应迟钝。耐受针刺者,针感多不明显,甚而微弱不现。寒证、虚证为阴,得气后多呈酸、麻、痒感;热证、实证为阳,得气后多为胀、涩、紧张、抽动,甚而有触电感。

针感的强度是由针刺手法操作的指力、针刺的深浅、针刺手法操作持续的时间,以及个体对针刺的敏感程度组成的。一般来说,指力强,所获针感亦强,但个体对针感很敏感,即使针刺指力很轻,也能获得较强的针感。因此,医师必须密切注视个体对针感的敏感程度,给予恰当的指力,以获得适宜的针感强度,才能收到良好的治疗效果。

针感强者,适用于治疗急性病、实证和体质壮实者;针感柔和,适用于治疗慢性病、虚证和体质虚弱者。但是虚实有程度之别,有局部与全身之分,因此针感强度亦随之而异。如在临床针刺时,病情缓解时间短暂,说明针感强度不足,应结合病情,加强指力或延长手法操作时间。反之,针刺后病情反而加剧,过几小时或1~2天病情逐渐减轻,则说明针感过强,应予减轻指力或缩短操作时间。

(二)医师的手指触觉和客观诊察

医师通过自身的手指触觉,常可掌握针下得气的情况。通过医师持针的手指触觉,在针下得气后常有一种"如鱼吞饵"的感觉出现,此时针下由原来的轻松虚滑慢慢变为沉紧重满。充分运用押手的指感,亦可辨析得气的情况,如可触知肌肉紧张、跳动和搏动感,所谓"如动脉状"者即是得气征象。

在临床上,望、触、问诊是医师辨析得气常用的方法,可结合应用。诸如应用透天凉手法后,皮肤温度会有所下降,患者诉局部有吹凉风似的感觉;用烧山火或其他诱导热感的手法后,皮肤温度会有所上升,患者诉局部或全身有温热感觉,甚而可有出汗湿润、面部烘热等,这都需要通过仔细诊察而得知。

医师随时注视患者的面部表情,是及时掌握手法轻重和得气程度的方法。针感徐缓而至,患者感觉舒适,面部则呈现平稳坦然的表情;针感紧急而至,过于强烈,患者不堪忍受时,则可出现痛苦的表情,如蹙眉、咧嘴,甚而呼叫啼哭,此时医师即须停针观察。

在针刺过程中,针刺得气还可通过一些客观征象表现出来,如肌肉的颤动、蠕动和肢体抽搐、跳动等。诸此针感的表现与针刺得气的性质、手法刺激强度等有关(表 2-1)。

表 2-1 得气的客观征象

征象	刺激强度	得气情况	详细内容
局部紧张	轻	气至,多为胀麻复合	针周围沉紧,局部微感坚实
局部颤动	较轻	多为麻感,不放散	局部附近颤动轻微,只有手触才能知道,特别是在经脉线上
附近抽动	较重	多为麻感,并传导	较上述感觉明显,多与针体转动同时出现,多为断续呈现
抽搐	重	多为麻感,多向一定方向放散	可明显看到,有时在局部,有时在远端可见
抽动	很重	多为麻的复合感,传导快,近似触电样	清晰可见,患者很难忍受,可因肢体抽动而弯针
肢体跳动	非常重	触电样感	肢体猛烈跳动,有的离床很高。多在针环跳、委中、合谷等大穴时出现

从表 2-1 可见,手法轻柔时,局部紧张或肌肉颤动;手法较重时,肌肉呈搐动、抽搐样;手法很重时,则肢体可上下跳动。如针刺三阴交、极泉,治疗上下肢瘫痪时,可见上下肢连续抽动。又如施以行气针法时,针肩髃可触及腕部肌肉颤动,针环跳可触及踝部昆仑穴处肌肉颤动等。

值得指出的是,不少患者在针刺后常没有明显的针感,但其症状可明显缓解或消失,临床体征有所改善,功能有所恢复。这种现象出现在远端取穴和耳针、腕踝针、眼针、头皮针等施术过程中,称为"隐性气至"。在中风偏瘫治疗时,取对侧顶颞前斜线,用抽气法或进气法,针下有吸针感而局部并无明显感觉,患者肢体运动功能迅速恢复,即是其例。因此,我们强调"气至而有效",并不是要求每个患者都要有强烈的针感,而是要在针刺适度、取穴得当的前提下,去寻求有效的得气感应,从而提高疗效。从这个意义上说,"有效即得气"的观点无疑是正确的。

二、针感的获得、维持和辨识

自古以来,历代医家就很重视得气,可以说一切针刺操作方法都是围绕"得气"而进行的。有关得气的相应手法,可分为候气法、催气法、守气法等。

(一)针感的获得和维持

1.候气法

在针刺过程中,静候气至的方法称为候气法。一般而言,具体的候气方法是以留针(包括静留针和动留针)的方法来实施的。

2.催气法

催气法是针刺入穴后,通过相应手法,促使经气流行、气至针下的方法。催气法常在针刺未得气时应用。明代陈会《神应经》首倡催气之法。常用的催气手法有行针催气法、押手催气法、熨灸催气法3种。

(1)行针催气法:包括适度的捻转、提插、颤法(震颤术)、捣法(雀啄术)、飞法(凤凰展翅术)和弹针、刮针等,徐出徐入的导气法亦属此范畴。一般而言,频率快、幅度大、用力重者,针感可疾速而至,针感较为强烈;频率慢、幅度小、用力轻者,针感徐缓而至,不甚强烈。颤法、捣法、飞法针感明显,弹、刮之术针感较为平和。

(2)押手催气法:包括爪切、循摄、按揉穴位等方法,弹穴法亦属此范畴。诸此方法在未得气时应用,可催使针下得气;若在得气后应用,又可促使经气流行、上下传导。一般来说,上述方法都应和行针催气法结合使用,是按摩与针刺配合的过程。循法、按法的作用相对缓和,爪切、摄法则作用较强。

(3)熨灸催气法:熨法指用温热物体(如炒盐、炒药、热水袋)用布包裹后,贴敷穴位、经脉,或上下来回移动,以促使针下得气的方法。灸法常用回旋悬灸法,艾条熏灸针穴四周,并配合行针,促使针下得气。上述两法常用于虚证、寒证。

上述诸法在使用时,宜因人、因病、因穴而异,根据针下得气的具体情况灵活掌握。

3.守气法

在针刺得气后,慎守勿失、留守不去的方法,即守气法。

(二)针感性质和相应手法

在针刺过程中,可根据不同性质的针感情况,采用捻转、提插和押手等方法,来进行调节,以达到预定的要求。

1.酸感

要促使酸感的产生,押手的运用至关重要。如针下出现麻感,押手要用力重些;如针下出现胀感,押手要用力轻些。此时,可将针向一方捻转,如捻转后出现痛感,则较难再出现酸感。如经捻转后胀感明显,可将捻针的动作改为小幅度高频率提插。如仍不成功,可按上法反复进行操作,但必须注意针向始终不变。

2.胀感

要促使针下产生胀感,需重押其穴,边捻针(向一个方向)边按押。如仍不成功,则可结合小幅度高频率提插手法,同时注意针尖方向始终不变的状态。

3.麻感

如针下未取得麻感时,可不用押手,或用轻柔力量的押手,捻转角度要大些,提插幅度要大些,但其速度可以不拘,针尖方向要根据针感具体情况灵活变动。

4.痛感

在出现痛感时,要尽力避免和缓解之。除四肢末端穴必见疼痛之外,其他穴位如呈疼痛,可将示、中二指放在针柄一边(其间要保持一个手指的间隙),拇指放在另一边(对准这个间隙),三指如此持针固定针体,同时相向用力,按针柄2～3次即可缓解疼痛。或用拇指轻弹针柄,或提针豆许,亦有缓解疼痛的作用。

5.触电样感

一般应避免发生,如行"气至病所"手法时,也要适当控制手法强度,用力过强或提插幅度大时,就容易引起触电样针感。对反应敏感者尤须十分小心,四肢针感较强处提插幅度不可过大,严禁盲目捣动,同时要注意押手固定,以免因肢体抽动而弯针。

6.水波样或气泡串动样针感

如基础针感是麻感,在出现麻感的瞬间,可将右手示、中二指靠在针柄一边,用右手拇指指甲缓缓地上下刮动针柄。同时,还要根据基础针感的不同,一边刮针,一边上下捣动(幅度要小),如此则多有麻感并向远端放散。以柔和而均匀的手法刺激,连续作用于穴位和所属经脉上,就可出现水波样或气泡串动样的舒适针感。

7.凉感和热感

一般而言,胀感和酸感是热感的基础,麻感是凉感的基础。推而内之,即进针得气后缓缓压针1～2分钟,将针刺入应刺的深度易获热感。动而伸之,即将针刺入应刺的深度,得气后将针慢慢提至天部(1～2分钟),易获凉感。个体对针刺敏感者,易获各种针感。个体对针刺不敏感者,欲获热感、凉感就不太容易。

对于这种患者,欲获热感而不至者,可配合温针灸;欲获凉感而不至者,可以配合放血。

如将以上针感根据不同性质加以分类,可参见表2-2。

表 2-2　针感性质和相应手法

分类	感觉部位	提插幅度	提插速度	捻转角度	针上用力	押手
酸、胀、重、热	多在局部	较大	较大	较大	重	重
痒、麻、蚁走样、水波样、凉、触电样	多呈放射状	较小	较小	较小	轻	轻

针感的产生,就其过程分析似乎呈现以下的规律性:针刺后多出现麻、酸、胀感。酸胀感为热感基础。为使气传至病所,往往要使之出现麻感,待气至病所后,按上法可使之改变为胀、酸,进而转化为热感。如出现麻感后,由于其手法用力强弱的不同,可能逐次出现蚁走感、水波样感、触电样感。

(三)不同性质的针感及其适应证

1.酸胀感

临床经常混合出现。柔和的酸胀感,适用于治疗虚证、慢性病和体虚者。以此治疗虚证者,针后感到舒服。

2.麻、触电感

针感强烈,适用于治疗实证、急性病和体质强壮者。如针刺环跳穴,寻找触电感,传导至足,对坐骨神经痛、癔症性瘫痪尤宜,但当剧痛消失后仅残留微痛或足外麻木时,则不相适宜。又如针刺环跳,针感传至少腹可治肾绞痛、经闭实证等。

3.热感

适用于治疗寒证,包括虚寒证、寒湿证以及风寒证,如寒湿痹证、寒湿腹泻、肾虚腰痛、面瘫后遗症的风寒证,以及麻痹和肌肉萎缩等。

4.凉感

适用于治疗热证,包括风热证、火热证、毒热证、燥热证等。如风热感冒、咽痛,风火、胃火牙痛,肝郁风火所致的高血压头痛,偏头痛的火热证等。

5.抽搐感

适用于治疗内脏下垂,如胃下垂、子宫下垂。

6.痛感

针刺手足部的井穴、十宣、涌泉,面部的水沟,耳穴与尾骶部长强穴时,主要是痛感。

(四)得气的辨识

得气是针刺取效的关键,得气与否及其气至迟速往往决定了针刺后疾病的变化和预后状况。

1.辨气法

针刺得气以后,通过医师指感以分析辨别针下不同性质感应,从而决定相应手法的过程,称为辨气法。针灸界历来有"刺针容易辨证难,辨证容易取穴难,取穴容易补泻难,补泻容易辨气难"的说法,说明辨气之紧疾、徐和,分析辨识其邪气、谷气的不同,是针灸医师必须掌握的方法。

2.辨气要治神调息,静意视义

辨气必须治神调息,全神贯注,静察针下感觉。

3.谷气和邪气

所谓"谷气"者,即为徐缓而至、柔和舒适的得气感应;此时针下沉紧,但仍可上下提插、左右捻转,而医师指下无阻力感,欲守气时则持针不动,针下仍有持续不断的舒适针感产生。所谓"邪气"者,即为疾速而至、坚搏有力的得气感应;此时针下涩滞不利,捻转提插有阻力感,勉强操作可引起局部滞针和疼痛。

4.辨气和辨证

辨气的过程也是辨别病证虚实、病邪寒热的过程。一般而言,气已至如鱼吞饵,沉紧重满;气未至如闲处幽堂,轻浮虚滑。虚证,针下松弛,如插豆腐,针感每多迟缓而至;实证,针下紧涩,针感每疾速而至,捻转提插不利。寒证,针体可自动向内深入,称为吸针;热证,针体可自动向外移动,称为顶针。阳气盛者针感出现较快,阴阳平衡者针感适时而至,阳气衰者则针感出现较慢。

5.辨气的意义

(1)指导手法的应用:如针下松弛、针感迟缓时,可加强押手力量,或加灸法以补虚;如针下紧涩、针感疾至时,可减轻押手力量,或加用刺血法以泻实。针体内吸为寒,宜久留针,深刺之,所谓"寒则深以留之";针体外顶为热,宜疾出针,浅刺之,所谓"热者浅以疾之"。如谷气徐缓而至,可用徐入徐出的导气法;如邪气紧疾而至,则可留针数分钟,或在穴旁爪切、刮弹针柄,令气血宣散。

(2)病情预后的判断:辨气至之迟速,可帮助病情预后的判断。

三、循经感传和气至病所

针刺得气后,采用相应手法使针感沿经脉循行路线向病所或远处传导的现象,称为循经感传和气至病所。循经感传和气至病所可明显提高针刺疗效,在临床上有较重要的意义。

(一)行气法的应用

促使经气循经传导,甚而直达病所的针刺手法称为行气法。行气法包括捻转、提插、针刺方向、龙虎龟凤、运气法、进气法,以及循、摄、按压、关闭、接气通经等,在临床上可根据具体情况结合应用。

1.针刺方向

针刺达到一定深度,行针得气后,将针尖朝向病所,常可促使经气朝病所方向传导。汪机《针灸问对》云:"得气,便卧倒针,候气前行,催运到于病所。"此即针向行气法。一般来说,针尖方向与针感传导方向相一致。在临床上,可在进针时即将针尖直指病所,然后行针得气,得气后再用行气手法逼气上行至病所。在针尖不离得气原位时,亦可向相反方向搬动针柄,来调节针感传导,但仅适用于浅刺而患者反应敏感的情况。如针尖离开得气原位,可将针体提出一段,然后改变针向,向下按插,另找基础针感,此法则用于深刺或上法无效时。在应用此法时,提插幅度要小,多向下用力,要配合押手,竭力避免酸感。

2.捻转提插

捻转提插是以针向行气为基础,激发循经感传的主要针刺手法。在临床上,可用右拇指指腹将针柄压于右示指指腹上,示指不动,拇指指腹沿示指指腹将针柄来回提插(进退)捻转。一般来说,捻转提插的幅度宜小,频率宜快,使之维持中等以下的刺激强度,如此可促使针感循经传导。

3.按压关闭

充分运用押手,按压针柄或按压针穴上下,以促使针感向预定方向传导,是临床常用的辅助手法。按压针柄法即医师将中指和无名指放在针柄之下,示指按压针柄,持续按压10～20分钟;此法要在针向行气基础上进行,其用力大小可根据得气感应的强弱程度来决定。按压针穴法即用左手拇指按压针穴上下,关闭经脉的一端,并向经脉开放的一端缓缓揉动,向针尖加力的方法;在具体操作时,用力要适当,关闭、引导和指尖揉动要密切配合,可与循摄引导相结合。

4.循摄引导

本法可在进针前或进针得气后应用,可促使针感传导。在进针前,先循经脉路线用拇指指腹适当用力按揉1～2遍,再用左手拇指指甲切压针孔,直至出现酸麻胀感沿经传导,再行进针。在进针得气后,可将左手4个手指(除拇指外)垂直放在皮肤上,呈"一"字形排开,放在欲传导的经脉上,在行针(捻转提插)的同时一起加力揉动,或逐次反复加力。如用于针距病所较远时,手指位置在经脉路线上亦可以不固定,而是在其适当部位(如较大穴区或针感放散受阻部位)进行循、摄、按揉。也可不用四指只用二三指,放在腧穴中心点上,此法多用于头面部及针距病所较近时。

5.呼吸行气

在临床上,配合呼吸激发经气达到气至病所的目的,是行之有效的方法。古代有抽添法和接气通经法,即以提插和呼吸配合,以激发经气的针刺手法。此外,运气、进气之法亦须嘱患者深吸气,配合进针以激发经气。现代临床可嘱患者先呼气一口,再缓缓深长地吸气,下达于丹田;或先吸气,吸气完毕后,再用力缓缓地自然呼气(吐出)。随其呼气,向下捻按,提针豆许向病所,是为补法;随其吸气,向上捻提,无得转动,是为泻法。

此外,还可采用龙虎龟凤等飞经走气法,促使经气通关过节,循经感传。

(二)行气法的注意事项

在临床采用各种行气手法时,要注意以下几个方面。

1.环境安静和体位舒适

在临床上,安静的诊疗环境,可使患者在神情安定的状态下接受针刺治疗,如此则身心放松,神朝病所,并能仔细体察针感,容易得气而使气至病所。针刺前,要合理处置患者的体位,嘱其宽衣松带,保持平稳舒适的姿态。有不少患者采用平卧体位后接受针刺,容易激发循经感传。

2.言语诱导和入静放松

针刺前,医师要耐心引导患者,说明其病变之来由和针刺治疗的效应,解除其心理负担和对治疗的疑虑,同时可适当配合言语诱导,以配合行气手法操作。引导内容可包括针感程度和性质、传导方向和部位,以及针感传导和维持的时间等方面。既不能用暗示,又要注意引导,其方法要巧妙。患者在进针后,必须令其充分放松,可用意守丹田或三线放松功法,使患者处于"入静"状态,亦即"缓节柔筋而心调和"的状态,以配合行气手法,诱发气至病所。

3.取穴准确和基础针感

在和病所相关的经脉上,根据辨证结果,正确地循经选穴取穴,做到病、经、穴三者吻合,是气至病所的必要前提。一般来说,四肢穴位、肌肉丰厚处,针感明显者容易获得气至病所的效应,且易控制感传方向。要促使气至病所,其针感不能过强。如手下感觉过于紧涩,常不易获得针感传导;手下感觉略显沉紧,患者主诉有轻、中度麻酸胀感时,则较易引发循经感传。在临床上,掌握基础针感的性质,对气至病所极为重要。欲使针感放散,常首先要找到麻感,使之向一般部位传导,然后再改变手法使之向预定方向传导。如见明显酸感,可根据具体情况进行调节,务必保持良好适度的基础针感,是行气至病所的重要条件之一。

第二节 进 针

一、持针法

持针法是医师操作毫针保持其端直坚挺的方法。临床常用右手(刺手)持针,以三指持针法为主。"持针之道,坚者为宝"是持针法操作的总则。同时,医师持针应重视"治神",全神贯注,运气于指下,勿左顾右盼,以免影响针刺疗效,给患者造成不必要的痛苦。

(一)方法

1.两指持针法

用拇指、示指末节指腹捏住针柄,适用于短小的针具(图 2-1)。

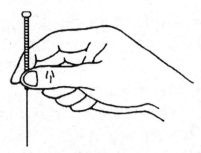

图 2-1　两指持针法

2.三指持针法

用拇指、示指、中指末节指腹捏拿针柄,拇指在内,示指、中指在外,三指协同,以保持较长针具的端直坚挺状态(图 2-2)。

3.四指持针法

用拇指、示指、中指捏持针柄,以无名指抵住针身,称四指持针法。适用于长针操持,以免针体弯曲(图 2-3)。

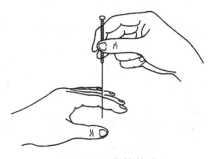

图 2-2　三指持针法

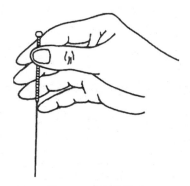

图 2-3　四指持针法

4.持柄压尾法

用拇指、中指夹持针柄,示指抬起顶压针尾,三指配合将针刺入。适用于短针速刺(图 2-4)。

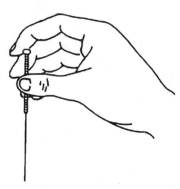

图 2-4　持柄压尾法

5.持针身法

用拇、示两指捏一棉球,裹针身近针尖的末端部分,对准穴位,用力将针迅速刺入皮肤(图 2-5)。

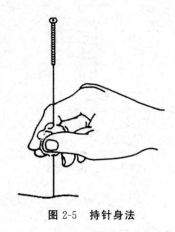

图 2-5 持针身法

6.两手持针法

用右手拇、示、中三指持针柄,左手拇、示两指握固针体末端,稍留出针尖1~2分许。适用于长针、芒针操持。双手配合持针,可防止长针弯曲,减少进针疼痛(图 2-6)。

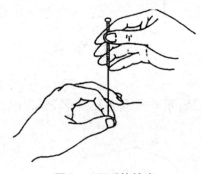

图 2-6 两手持针法

(二)临床应用

1.保持针体端直坚挺

应用以上诸法持针,可保持针体端直,避免进针与行针过程中针体弯曲。

2.有助于指力深透

各种持针法如应用得当,有助于医师灵活利用自己的指力、掌力、腕力,通过针体到达针尖,从而使针尖易于透皮,并透达至穴位深层,从而激发经气。

3.掌握针刺的方向和深浅

有经验的针灸师可通过持针之刺手,体察针刺方向、深浅及有效刺激量,尤其是针下如鱼吞饵的得气感。

4.催气、守气、行气

刺入一定深度后,刺手持针应用各种手法,可激发和维持针感,并使其循经传导甚而气至病所。

(三)注意事项

1.持针必须端正安静

刺手持针,进针前要调神安息,进针时宜心、手配合,进针后仍须全神贯注,如此才能达到针刺有效的目的。

2.持针必须正指直刺

刺手持针宜将针柄(或针体)固定,以保持针体端直坚挺,不致弯曲、歪斜。

二、押手法

押手法是医师用手按压、循摄穴位皮肤和相关经脉,以协同刺手进针行针的方法。临床常用左手按压、爪切穴位,称为押手。针刺时押手的正确运用,有揣穴定位、爪切固定、减轻疼痛、激发经气等实际意义。历代医家如窦汉卿、杨继洲、高武、汪机,以及近现代医家周树冬、赵缉庵、陈克勤等均重视押手的应用,在具体操作上又有较多补充和发展。

(一)方法

押手一般可分为指按和掌按两法,常用左手按压、爪切,也有用右手为押手者。

1.指按法

指按法为进针时用左手手指按压的方法。

(1)单指押手法:用左手拇指或示指定穴位后,用指尖按压、爪切穴位。适用于一般情况。

(2)双指押手法:用左手拇指、示指按住穴位两侧,并向外用力将皮肤撑开,以固定穴位,便于进针。适用于肌肉松弛、肥厚处的穴位,以及长针深刺。

2.掌按法

掌按法为用左手手掌按压穴位左下方,以固定穴位、协同进针的方法。

(1)左手掌位于穴位左下方,拇、示二指位于穴位上下,绷紧皮肤,固定穴位,其余三指自然屈曲或伸开放平,尽量扩大与皮肤接触的面积。进针时,可用其余三指在穴位周围等处频频爪刮、轻弹,或用力点按。押手与刺手同时用力向下,在双手配合下,针尖随之迅速透皮。

(2)左手掌位于穴位左下方,示、中二指位于穴位皮肤两侧,用示指重按穴位,中、示二指紧夹针体末端(近针尖处),再用左手拇指抵住右手的手掌心处,以协同右手进针。进针时,左手两指紧压穴位,拇指紧抵右手掌心,可减轻疼痛,固定穴位,尤宜于长针。这是近代医家赵缉庵常用的押手法,姑且称为"赵缉庵押手法"。

(二)临床应用

1.揣穴定位

临床常用左手揣穴,取定腧穴的部位,或两手配合分拨、动摇、旋转、循按,使穴位显露,并避免刺入肌腱、血管、关节、骨骼等处而造成损伤。

2.减轻进针疼痛

用左手手指爪切或手掌按压穴位,或在进针时按揉穴位,使局部感觉减退,可减轻针刺疼痛,甚而达到无痛。双手配合,是无痛进针的重要方法之一。

3.辨别得气

进针之前用左手揣揉按压穴位,或在进针后用左手循摄穴位相关经脉,可激发经气,迅速获得针感,如左手指下有如动脉搏动一样的感觉,即是气至的征象。许多有经验的针灸医师,都通过手指触觉来体会"气至"感应,如穴周肌肉有抽动、跳动感等。

4.减轻组织损伤

临床正确应用押手固定穴位,可协同掌握针刺方向和深浅,减轻因手法过强而引起的肌肉挛缩和局部出血,从而减轻组织损伤所引起的疼痛,以及滞针、弯针、折针等意外情况的发生。

(三)注意事项

(1)一般情况下,应双手协同进针,左手按穴,右手持针刺入。如双手同时持针操作,可分别用左右手的小指或无名指按压穴位,以代替押手。

(2)押手用力宜与刺手配合,适度而施。或双手同时用力下压,或左手稍稍放松、右手持针向下刺入,总以方便进针为原则。

三、进针法

进针法又称下针法,是将毫针刺入穴位皮下的技术方法。临床常用的进针法有双手、单手、管针3类。若从进针速度而言,又有快速进针与缓慢进针的区别。不论哪一种进针法,其关键在于根据腧穴部位的解剖特点,选择合适的毫针,并重视"治神"和左右手的配合,以达到无痛或微痛的进针。

历代医家重视进针方法的应用,但多散见于文献各处。唯清代周树冬《金针梅花诗钞》中专列"进针十要",分为端静、调息、神朝、温针、信左、正指、旋捻、斜正、分部、中十方面内容,对临床从事针灸工作者有一定指导意义。现代各家尤其重视无痛进针,在快速进针等法的应用方面有较多发展。

(一)方法

1.双手进针法

双手进针法即左手按压爪切,右手持针刺入,双手配合进针的操作方法。

(1)爪切进针法:又称指切进针法,临床最为常用。左手拇指或示指的指甲掐切固定针穴皮肤,右手持针,针尖紧靠左手指甲缘迅速刺入穴位(图2-7)。

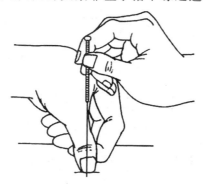

图2-7　爪切进针法

(2)夹持进针法:多用于3寸以上长针。左手拇、示二指捏持针体下段,露出针尖,右手拇、示二指持针柄,将针尖对准穴位,双手配合,迅速将针刺入皮内,直至所要求的深度(图2-8)。

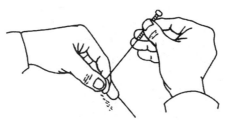

图2-8　夹持进针法

(3)舒张进针法:左手五指平伸,示、中二指分张置于穴位两旁以固定皮肤,右手持针从左手示、中二指之间刺入穴位(图2-9)。行针时,左手中、示二指可夹持针体,防止弯曲。此法适用于长针深刺。对于皮肤松弛或有皱褶处,用左手拇、示二指向两侧用力,绷紧皮肤(图2-10),利于进针,多用于腹部穴位的进针。

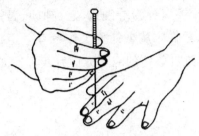

图 2-9　舒张进针法

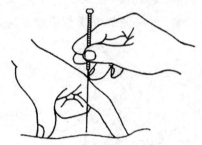

图 2-10　舒张进针法(皮肤松弛或有皱褶处)

(4)提捏进针法：左手拇、示二指按着针穴两旁皮肤,将皮肤轻轻提捏起,右手持针从提起部的上端刺入。此法多用于皮肉浅薄处,如面部穴位的进针(图 2-11)。

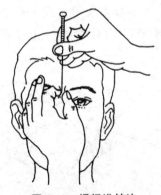

图 2-11　提捏进针法

2.单手进针法

单手进针法多用于较短的毫针。用右手拇、示二指持针,中指端紧靠穴位,指腹抵住针体中段;当拇、示二指向下用力按压时,中指随之屈曲,将针刺入,直刺至所要求的深度。此法三指两用,在双穴同进针时尤为适宜(图 2-12)。

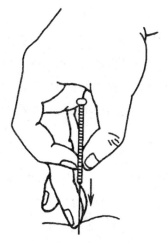

图 2-12　单手进针法

　　尚有梅花派单手进针法,其操作技术为用拇、示二指夹持针体,微露针尖两三分;用中指尖在针穴上反复揣摩片刻,发挥如同左手的作用,使局部有酸麻和舒适感。然后将示指尖爪甲侧紧贴在中指尖内侧,将中指第 1 节向外弯曲,使中指尖略离开针穴中央,但中指指甲仍紧贴在针穴边缘,随即将拇、示二指所夹持的针沿中指尖端迅速刺入,不施旋捻,极易刺入。针入穴位后,中指即可完全离开应针之穴,此时拇、示、中三指即可随意配合,施行补泻。

　　3.管针进针法

　　将针先插入用玻璃、塑料或金属制成的比针短 3 分左右的小针管内,放在穴位皮肤上,左手压紧针管,右手示指对准针柄一击,使针尖迅速刺入皮肤,然后将针管去掉,再将针刺入内(图 2-13)。此法进针不痛,多用于儿童和惧针者。也有用安装弹簧的特制进针器进针者。

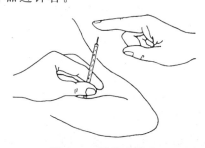

图 2-13　管针进针法

　　4.快速进针法

　　除上述爪切进针、夹持进针、管针进针之外,还可采用以下两种方法快速刺入。

（1）插入速刺法：医师用右手拇、示二指捏住针体下端，留出针尖两三分，在穴位切痕上猛急利用腕力和指力快速将针尖刺入皮肤。

（2）弹入速刺法：左手持针体，留出针尖两三分，对准穴位；右手拇指在前、示指在后，呈待发之弩状，对准针尾弹击，使针急速刺入皮下。可用于 2 寸以下的毫针，对易晕针者和小儿尤宜。

5.缓慢进针法

原则上进针宜迅速穿皮而无痛，但对于一些特殊部位仍宜缓慢进针，亦即"下针贵迟，太急伤血"之义。

（1）缓慢捻进法：左手单指爪切或双指舒张押手，右手持针稍用压力，轻微而缓慢地以＜45°角的手法，均匀捻转针柄，边捻边进，使针体垂直于皮肤，渐次捻刺皮内。进针时，不要用力太猛，捻转角度不可太大。

（2）压针缓进法：右手拇、示二指持针柄，中指指腹抵住针体，用腕力和指力不捻不转，缓慢进针匀速压入穴位皮内。针刺入皮内后，不改变针向，如遇有明显阻力或患者有异常感觉时，应停止进针。进针后不施捻转、提插手法。适用于眼眶内穴位及天突穴等（图 2-14）。

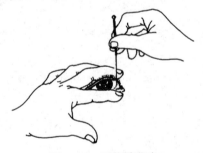

图 2-14　压针缓进法

（二）临床应用

进针法的合理应用，旨在刺入部位正确，透皮无痛或微痛，迅速取得针感。为此，根据不同情况选择应用相应的进针法，可达到以上所述的目的。

1.针具长度

2 寸以内的毫针，可采取爪切进针、单手进针和快速进针。2.5 寸以上的毫针，则宜采取夹持进针、缓慢捻进等进针法。

2.患者体质

小儿和容易晕针者，宜采用管针进针法；成人和针感迟钝者，则可采用其他各种进针法。

3.腧穴部位

腹部穴位及肌肉松弛处宜用舒张进针法,面部穴位及肌肉浅薄处宜用提捏进针法,眼眶内穴位及一些特殊穴位(天突)则宜用压针缓进法。目前,临床较常用的是爪切进针法、快速插入法和缓慢捻进法。

(三)注意事项

(1)进针必须持针稳,取穴准,动作轻,进针快(个别亦须慢)。

(2)进针必须手法熟练,指、腕、掌用力均匀。在双手进针时,押手爪切按压,刺手持针刺入,相互配合。

(3)进针前要对患者做好安慰工作,要求医患双方配合,进针时患者体位合适,切莫随意变动。

(4)进针时可配合咳嗽、呼吸等法,以减轻进针疼痛。随咳下针,还可激发经气。如针刺头额等痛觉敏感处,可屏息以缓痛。

第三节　针刺方向和深浅

进针入穴后,根据针刺治疗的要求和腧穴部位的特点,正确掌握针刺的方向和深浅,并根据针刺感应和补泻法等具体情况,适度调节针向和深浅,是获得、维持和加强针感的重要措施。

一、针向法

在进针和行针过程中,合理选择进针角度,及时调整针刺方向,以避免进针疼痛和组织损伤,获得、维持与加强针感的方法,即所谓针向(针刺方向)法。

(一)方法

1.进针角度选择法

进针角度选择法指进针时可根据腧穴部位特点与针刺要求,合理选择针体与表皮所形成角度的方法。一般分为直刺、斜刺和横刺3种(图2-15)。

(1)直刺法:将针体垂直刺入皮肤,针体与皮肤呈90°。适用于大多数穴位,浅刺与深刺均可。

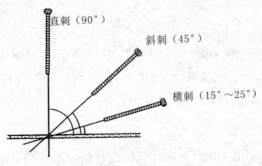

直刺（90°）

斜刺（45°）

横刺（15°～25°）

图 2-15　常用的 3 种进针角度

（2）斜刺法：将针体与皮肤呈 45°左右，倾斜刺入皮肤。适用于骨骼边缘和不宜深刺者，如需避开血管、肌腱，也可用此法。

（3）横刺法：又称沿皮刺、平刺或卧针法。沿皮下进针，横刺腧穴，使针体与皮肤呈 15°左右，针体几乎贴近皮肤。适用于头面、胸背及皮肉浅薄处。

2.针向调整法

针向调整法指针刺入穴位后，根据针感强弱及其传导方向等情况，及时提针、调整针向以激发经气的方法。

（1）针向催气法：在针刺入穴内一定深度，行针仍不得气，或针感尚未达到要求时，可提针至浅层，呈扇状向穴位深层再度刺入。

（2）针向行气法：行针得气后，为促使针感传导、控制感传方向，可搬倒针体、调整针向，使针尖对准病所（或欲传导之方向），再次刺入或按针不动。常配合应用摆、努、按、关闭、循、摄等辅助手法。

（二）临床应用

1.保证针刺安全，避免针刺疼痛

针刺时根据不同穴位组织结构与生理特点，严格掌握进针角度和针刺方向，可避免针刺疼痛和组织损伤，防止重要脏器的损伤。如肺俞、风门宜微斜向脊柱直刺 5 分至 1 寸，不可深刺以免损伤肺脏。哑门穴宜对准口部、耳垂水平进针，直刺 1 寸，不可向内上方深刺，以免损伤延髓。

2.通经导气

采取适当针刺方向，将针尖对准病所，再施行各种手法如循、摄、弹、摆、搓、捻转、按压关闭等，可促使经气运行，达到气至病所的目的。在得气基础上，针尖向上可使气上行，针尖向下可使气下行，往往较单纯应用循、摄等法为佳。

3.有效地发挥腧穴治疗作用

通过不同针向的针刺,可达到不同的针感,从而扩大腧穴主治范围,发挥其治疗作用。如秩边穴直刺,针感向下肢放射至足跟,可治下肢疼痛、瘫痪;向会阴部方向斜刺,针感可向外生殖器放射,治生殖器疾病;向内下方斜刺,针感向肛门部放射,可治脱肛、痔疮。

4.透穴而起到一针多穴作用

根据不同治疗要求,采取不同针向,一针透多穴,临床可用直刺、斜刺、沿皮刺,以及单向透刺、多向透刺等方法,疏通经络,调整气血运行,促使针感扩散、传导,达到更佳的治疗效应。

(三)注意事项

(1)针刺方向要根据施术部位、腧穴特点、病情需要、患者体质、形体胖瘦等具体情况决定,选择合适的角度进针。

(2)针刺方向要以能够得气为准则,不得气时要调整方向,使气速至,得气后则应固定针向,守气调气。

二、针刺深浅法

针刺深浅法是根据腧穴部位特点和病情需要,在针刺得气取得疗效前提下,结合患者体质、针刺时令等因素,正确掌握针刺深度的方法。

在皇甫谧《针灸甲乙经》卷三中,有 342 穴针刺深度的记述,后世诸家大多以此为据。近代以来,各穴针刺深度大多有增无减。但必须指出,针刺深浅应该正确掌握,以确保安全而取得针感为原则。

(一)方法

1.依据腧穴部位定深浅

一般肌肉浅薄,内有重要脏器处宜浅刺;肌肉丰厚之处宜深刺。如头面、胸背部及四肢末端腧穴当浅刺;腰背、四肢、腹部穴位可适当深刺。此即"穴浅则浅刺,穴深则深刺"。此外,还应根据经脉阴阳属性来掌握针刺深浅。一般来说,阳经属表宜浅刺,阴经属里宜深刺。

2.依据疾病性质定深浅

热证、虚证宜浅刺,寒证、实证宜深刺。如"脉实者,深刺之,以泄其气;脉虚者,浅刺之,使精气无得出。""气悍则针小而入浅,气涩则针大而入深。"表证,可浅刺以宣散;里证,宜深刺以调气等。总之,应辨疾病证候之性质来选择针刺深浅。

3.依据疾病部位定深浅

一般病在表、在肌肤宜浅刺,在里、在筋骨、在脏腑宜深刺。"刺骨者无伤筋,刺筋者无伤肉,刺肉者无伤脉,刺脉者无伤皮,刺皮者无伤肉,刺肉者无伤筋,刺筋者无伤骨。"

4.依据体质定深浅

一般肥胖、强壮、肌肉发达者,宜深刺;消瘦、虚弱、肌肉脆薄者,宜浅刺。成人宜深刺,婴儿宜浅刺。

5.依据时令定深浅

"春夏宜刺浅,秋冬宜刺深。""春气在毛,夏气在皮肤,秋气在分肉,冬气在筋骨,凡刺病者,各以其时为齐。故刺肥人,以秋冬之齐;刺瘦人,以春夏之齐。"《难经·七十难》解释说:"春夏者,阳气在上,人气亦在上,故当浅取之。秋冬者,阳气在下,人气亦在下,故当深取之。"

6.依据得气与补泻要求定深浅

针刺后浅部不得气,宜插针至深部以催气;深部不得气,宜提针于浅部以引气。有些补泻方法要求先浅后深,或先深后浅,此时应依据补泻要求定针刺深浅。

(二)临床应用

1.深浅刺法

根据病变深浅,分别采用浅刺与深刺,以治皮、肉、筋、脉、骨之疾。浅刺如毛刺、半刺、浮刺,深刺如输刺、短刺、关刺等;并灵活选择针具,浅刺用短毫针、锟针和皮肤针,深刺用较长的毫针、芒针等。

2.深浅补泻

结合营卫、徐疾等补泻法,补法从卫分(浅层)候气,泻法从营分(深层)候气。补法由浅层逐渐深入,三部进针,一部退针;泻法由深层逐渐退出,一部进针,三部退针。

3.透穴刺法

应根据病变深浅和腧穴部位特点,采取直刺深透、斜刺平透、横刺浅透。病在浅表、皮薄肉少,宜在浅层沿皮透刺,如地仓透水沟;病在肌肉、四肢穴位,宜斜刺平透,如合谷透后溪;病在肌腱关节,可直刺深透,如肩髃透极泉。

4.取穴处方

浅刺取穴宜多,可反复多行捻转,适用于病变后期、正气不足者;深刺取穴宜少,中病即止,注意掌握深度,勿盲目提插捻转,适用于病变进行期、邪气炽盛者。

5.深刺处方

如治中风假性延髓性麻痹吞咽困难,翳风穴用 3 寸针,向喉结方向进针 2.25 寸,行小幅度、高频率捻转手法,配风池、完骨、内关、天柱、合谷、太冲等可取得佳效。针刺翳风穴深部可及颈内动脉,风池穴深部有椎动脉、椎静脉,从而可改善椎-基底动脉及颈内动脉的血液循环,获得临床效果。

又如通阳要穴大椎,取用以治失于温通之阳气郁闭证时,可在保证安全前提下适当深刺(一般可刺 2 寸)。并因其针刺角度不同而使针感向不同方向传导,从而达到预期的临床疗效。

(三)注意事项

(1)针刺深浅应以得气为准,并根据治疗要求,结合针刺方向和手法操作来掌握。

(2)针刺深浅宜确保安全,在各穴深浅分寸的标准范围内掌握。如确需深刺并超过界定范围者,必须认真仔细体察针下感觉,在充分掌握局部解剖特点的前提下进行操作,以免损伤重要脏器、血管、神经等组织。

(3)针刺深浅以病位深浅、病证虚实寒热为关键,病深则深刺,病浅则浅刺,以免犯"虚虚实实"之戒。

第四节 提插和捻转

进针后施以一定手法,促使针下得气,气至后又可行针,以加强针感,其基本手法是提插和捻转。提插和捻转手法,既可单独施行,又可合并运用。在临床上,提插、捻转兼施,用力均匀,速度缓慢,手法平和,即所谓导气法。

一、提插法

提插法包括上提和下插两个动作,即针体在腧穴空间上下的运动。《黄帝内经灵枢·官能篇》有"伸"和"推"的方法,但尚未述及提插之名。实际上,伸就是提,推就是插。提插法常称为提按法,琼瑶真人《琼瑶神书》就有"提提、按按"之称。提针和插针两者相对,一上一下,是进针达到一定深度后,在所要求的层次或幅度内反复操作的手法,与分层进退针不可混淆。

提插是针刺过程中具体行针的基本手法,陈会《神应经》用以催气,杨继洲

《针灸大成》用以行气,泉石心《金针赋》则结合在"龙虎龟凤"四法中。后世在"推而内之则为补,动而伸之则为泻"(《难经·七十八难》)的启发下,将提插法应用于针刺补泻,发展为单式补泻手法的一种,并与徐疾、捻转、呼吸、九六补泻等结合,构成烧山火和透天凉等各种复式补泻手法。所以杨继洲《针灸大成》有"治病全在提插"之说,可见其在针刺过程中具有重要作用。

(一)方法

1.提插法

进针后,将针从浅层插至深层,再由深层提到浅层。前者为下插,又谓内、入、按、推;后者为上提,又称出、伸、引。下插与上提的幅度、速度相同,均匀不分层操作。如此一上一下均匀的提插动作,是为提插法(图 2-16)。

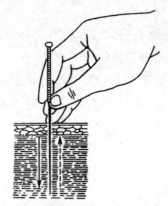

图 2-16 提插法

2.分层呼吸提插法

提插结合患者呼吸,并分层操作,提针与插针并无用力之不同。如先在人部(穴位中层)得气后,趁患者吸气时,提针退至天部;或趁患者呼气时,将针插至地部。如此反复进行,可促使经气运行。

(二)临床应用

1.催气

针刺未得气,可用提插、捻转结合,促使气至。单独运用提插手法,也有催气作用。

2.行气

在针刺得气基础上,针体在 1 分左右范围内连续均匀提插,可使针感扩散。《针灸大成》云:"徐推其针气自往,微引其针气自来。"此即指提插可以行气,可使针感扩散,甚至循经感传、气至病所。提插亦可配合呼吸,如此则激发经气的作用更加明显。

(三)注意事项

(1)提插作为基本手法时,指力要均匀,提插幅度一般以 3～5 分为宜,不可过大。同时频率也不宜过大。

(2)提插幅度大(3～5 分),频率大(120～160 次/分),针感即强;反之,提插幅度小(1～2 分),频率小(60～80 次/分),针感相对较弱。因此,需根据患者体质、年龄与腧穴部位深浅,乃至病情缓急轻重,接受针刺的次数(初诊、复诊)而逐步调节提插的幅度与频率。

(3)提插又称提按:提并不是要拔针外出,与出针不同;插也不是使针直入,仅是按插针体,使其下沉。

(4)肌肉菲薄的穴位,用提插宜慎,一般可用捻转法代替。

二、捻转法

捻转法是拇、示二指持针,捻动针体使针左右均匀旋转的手法。作为一种基本手法,《黄帝内经灵枢·官能篇》云:"切而转之""微旋而徐推之"。其中的旋和转,即指捻转针体的动作。《黄帝内经》中有关捻转针体动作的描述,尚无左转、右转的区别,尽管后世有以左转、右转针体来注释《黄帝内经》针刺补泻手法的,但毕竟无可靠的文献依据。直至金代,窦汉卿《针经指南》才以左转、右转的动作来区别针刺补法和泻法,从而发展为捻转补泻手法。捻转又称为撚,临床应用广泛。除捻转可以进针之外,还可配合提插以催气,配合针向与呼吸行气。

(一)方法

作为基本手法的捻转,即针体进入穴位一定深度以后,用拇指和示指持针,并用中指微抵针体,通过拇、示二指来回旋转捻动,反复交替而使针体捻转(图 2-17)。

捻转时,拇指与示指必须均匀用力,其幅度与频率可因人而异。患者体弱,对针刺敏感者,捻转幅度小(180°),频率小(60～80 次/分);患者体强,对针刺不太敏感者,捻转幅度大(360°),频率大(120～160 次/分)。因其用力均匀,左右交替旋捻,无左转与右转用力之别,故有人称为"对称捻转术"。

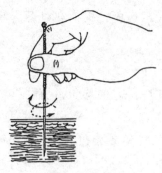

图 2-17　捻转法

(二)临床应用

1.进针

捻转进针是临床常用的方法,一般可用轻微、缓慢、幅度<90°的捻转手法进针。

2.催气

针刺至一定深度,患者尚未得气时,可将针上下均匀地提插,并左右来回地做小幅度的捻转,如此反复多次,可促使针下得气,是目前临床常用的催气法。

3.行气

(1)配合呼吸:呼气时,拇指向前用力大些,向后用力小些,如此捻转,以左转为主,经气可向穴位下方传导。吸气时,拇指向后用力大些,向前用力小些,如此捻转,以右转为主,经气可向穴位上方传导。

(2)配合针刺方向(针尖):利用针刺方向行气,出现针刺感应循经传导时,将针体连续捻转,幅度稍大时,使针下有紧张感,往往可促使针感进一步循针尖方向扩散,甚至达到"气至病所"的效果。

4.针感保留与消减

将出针时,用力持针向一个方向捻针,然后迅速出针,可使针感保留。针感保留的强弱程度及时间长短,与用力和捻转幅度有关。如将出针时,针感过强,患者难以忍受,医师可用极轻微的指力持针,均匀反复捻转针体,针感即可迅速减轻或消失。

(三)注意事项

(1)以拇指和示指末节的指腹部来回捻转。

(2)捻转的幅度一般掌握在180°左右,最大限度也应控制在360°以内。具体情况须根据治疗目的、患者体质及耐受度而定。

（3）捻转时切忌单向连续转动，否则针体容易牵缠肌纤维而使患者感到局部疼痛，并造成出针时的困难。

（4）捻转手法应轻快自然，有连续交替性，不要在左转与右转之间有停顿。

三、导气法

导气法是徐入徐出，缓慢地由穴位浅层进入深层，由深层退出至浅层，不具有补泻作用的针刺手法。在临床上，本法常用于气血逆乱、清浊相干，以及虚实病证表现不明显者。导气之名，"徐入徐出，谓之导气，补泻无形，谓之同精，是非有余不足也。"导，有引导之义。导气之旨，在于引导脏腑经络中互扰乖错的清浊之气，恢复正常的阴阳平衡状态。金元李东垣阐发经旨，重视气机升降，立法升清降浊，以"导气"针法和药物同用，来治疗各种病症。明代高武《针灸聚英》专列"东垣针法"一节，详明五乱导气针法之要诀。刘纯《医经小学》平针法，按天、人、地三部徐徐而入，再按地、人、天三部徐徐而出，是属导气法。今人论平补平泻，云进针后再做均匀地提插捻针，使针下得气，然后根据情况，将针退出体外，这种方法主要用于虚实不太显著或虚实兼有的病证。这种以得气为度的手法，不具有补泻作用，手法平和，应属本法。

（一）方法

1.导气法

根据从阳引阴、从卫取气，从阴引阳、从营置气的原则；在进针得气后做导气手法。由天部徐徐进针至地部，再从地部徐徐退针至天部；或由地部徐徐退针至天部，再从天部徐徐进针至地部。每进退1次需3～4分钟，每次为导气1°。可反复行针3°～5°。每度导气可留针3分钟后，再行下一度导气手法，也可连续操作。待导气完毕后，留针15～20分钟。

2.平补平泻法

进针至穴位一定深度，用缓慢的速度，均匀平和用力。边捻转，边提插，上提与下插，左转与右转的用力、幅度、频率相等，并注意捻转角度要在90°～180°。提插幅度尽量要小，从而使针下得气，留针20～30分钟，再缓慢平和地将针渐渐退出。

（二）临床应用

1.催气、守气

如针刺尚未得气时，可用本法催气，促使针下得气；如已得气，可用以维持与保留针感。

2.适应证

本法可用于虚实不太明显或虚实相兼的慢性病症,如郁证、瘿病、慢性喉痹、癫病、脏躁、遗精等。尤其适用于清浊相干、气乱于脏腑经络的病症,如胸痹、咳嗽、脘痞、胀满、痹证等。在临床上,可根据脏病取背俞、腑病取募穴,经脉病取荥、输穴(以输穴为主)的原则来取穴,远取与近取结合组方,施以本法每有佳效。

(三)注意事项

(1)本法操作的全过程,医师必须全神贯注,用力均匀,进、退针的方向和每度导气的针刺深度要保持一致。

(2)注意"徐入徐出",进入针与退出针的时间相等,用力均匀,速度缓慢,始终如一。本法不同于徐疾补泻(进针、退针两者时间不等),也不同于提插补泻(提针、插针用力大小不等,速度有快、慢之分)。

(3)手法平和,有连续性,务使针感舒适,不宜过强(补泻无形)。

(4)根据不同情况决定留针时间长短,一般可留针 20~30 分钟。

第五节　留针和出针

在针刺得气以后,可根据病情需要,将针留置穴内或取出穴外,前者称为留针,后者称为出针。留针与出针两法,在临床上是加强针刺感应,协助针刺补泻,提高针刺疗效的又一重要方法,不可忽视。

一、留针法

留针法是针刺得气以后,将针体留置穴内,让它停留一段时间后,再予出针的方法。临床可分为静留针法和动留针法两种,根据病情和患者体质不同而分别使用。此外,还有不少患者并不适宜留针,有的留针反而会影响疗效。因此,对是否需要留针,以及留针时间的长短,都必须辨证而施,不可机械。

留针法为历代医家所重视。在《黄帝内经·灵枢》81 篇经文中,言及留针法应用的就有 29 条之多。如《黄帝内经灵枢·本输篇》根据四时阴阳之序指出:"冬取诸井诸腧之分,欲深而留之。"《黄帝内经灵枢·经脉篇》则认为,热证宜疾出针,寒证宜久留针。此外,还有依据患者形体肥瘦等具体情况来决定留针与否的经文。

对于留针法的应用,承淡安《中国针灸学》将其分为置针术和间歇术,前者即静留针法,后者即动留针法。他认为,置针术可抑制镇静,间歇术则以兴奋为目的。

(一)方法

根据留针期间是否间歇行针,可分为以下两类方法施用。

1.静留针法

针刺入穴内,让其安静自然地留置一段时间,其间不施行任何针刺手法。《黄帝内经素问·离合真邪论》所云"静以久留",即是此例。静留针法,又可根据病证情况的不同,分别采取短时间静留针和长时间静留针法。短时间静留针法,可静留针 20 分钟至 1 小时;长时间静留针法,可静留针几小时,甚而几十小时,现代大多用皮内针埋植代替。

2.动留针法

将针刺入穴内,得气后仍留置一段时间,其间间歇行针,施以各种手法。短时间动留针法,可留针 20～30 分钟,其间行针 1～3 次;长时间动留针法,可留针几小时,甚而几十小时,每 10～30 分钟行针 1 次,在症状发作时尤当及时行针,加强刺激量。

(二)临床应用

1.候气

进针至穴内一定深度后,可静以留针,以候气至。《黄帝内经素问·离合真邪论》所云"静以久留,以气至为故,如待所贵,不知日暮"就是这种候气法。候气时,可以采用静留针,也可采用捻转、提插结合以催其气至。

2.守气和行气

留针期间静而留之,保持针体在穴内深度不变,或手持针柄运气于指下,并治神调息,以维持针感,是为守气之法。留针期间,调整针刺方向与深浅,或采用相应的手法间歇行针以加强针感,促使针感循经传导,是为行气。

3.协调补泻

虚寒证用各种针刺补法后,再予留针,有的在留针一段时间后可出现针下热感,正气得以充实。实热证用各种针刺泻法后,再予留针,有的在留针期间可出现针下凉感,邪气得以清泄。

4.辨证施用

留针需根据患者的具体情况而施用。急性病症或慢性病急性发作,如急性细菌性痢疾、急腹症、哮喘和坐骨神经痛等症状发作时,宜长时间行动留针法;慢性病患者一般采用静留针法,体弱不耐针刺者可短时间静留针,顽固性病症如头痛、久泻、慢性鼻炎等,可采取长时间静留针法。头皮针、耳针或远道刺、巨刺时,留针期间可配合病所运动、导引、按摩诸法。正气不虚,症状不显著,常采用短时间动留针法。留针应根据病证性质而施,里证、阴证、寒证宜久留针,表证、阳证、热证宜短时间留针,甚而不留针。留针还必须因人、因时制宜。婴幼儿不宜留针,可浅刺、疾刺;老年人、体虚者可短时间留针;青壮年则可留针时间适当延长。春夏季留针时间宜短,秋冬季留针时间则可适当长些。

(三)注意事项

1.根据患者针感和针刺耐受性来掌握

针感显著、气至病所,或对针刺不能耐受者,宜短时间留针,甚而不予留针。针感不显、感应迟钝,或对针刺有较强耐受性者,可采用长时间留针或间歇行针。

2.根据治疗要求正确使用

针刺已达到治疗目的,所谓"中病"者,如仍留针不去则会损伤正气。如针刺未达到治疗目的,留针时间过短,又易造成邪气滞留、病情反复等不良后果。

3.要保持环境适宜

一般而言,留针大多取患者卧位的姿势,患者应保持体姿舒适平稳,避免乱动、乱碰,以免滞针、弯针、折针等。留针时,诊室要保持安静,空气要保持清新,气氛良好,以免影响患者情绪。冬春寒冷季节,留针时要保持室内温度,对虚寒者尤须覆盖衣被以保暖。

二、出针法

出针是毫针技术操作过程的最后步骤,是针刺达到要求后将针取出的方法。在临床上,出针法应根据病证虚实、患者体质、针刺深浅和腧穴特点等具体情况正确施行,否则会影响疗效,甚而引起出血、血肿、针刺后遗感等不良后果。

《黄帝内经灵枢·邪气藏府病形》云:"刺滑者,疾发针而浅内之,以泻其阳气,而去其热。刺涩者,必中其脉,随其逆顺而久留之,必先按而循之;已发针,疾按其痏,无令其血出,以和其脉。"经文中的"发针"即是出针。《黄帝内经素问·针解》云:"徐而疾则实者,徐出针而疾按之。疾而徐则虚者,疾出针而徐按之。"这都说明出针的快慢宜以脉象之滑涩、病证之虚实等为依据。

泉石心《金针赋》云:"出针贵缓,太急伤气。"历代针家都强调指出,出针不可草率从事,否则容易耗伤气血,影响疗效。在现代临床上,对出针法又有发展。

如高玉椿主张出针当重视先后顺序,有升降出针法的区别;而李志道则根据病情缓急,采用阴性和阳性不同的出针法。

(一)方法

1.双手出针法

出针前,稍捻针柄,待针下轻松滑利时方可出针。出针时,左手持一消毒干棉球按压穴位(或夹持针体底部),右手拇、示二指持针柄,捻针退出皮肤。出针后,虚证宜速按针孔以防气泄;实证则摇大针孔,暂不按针孔,以祛邪。

2.单手出针法(梅花派)

用左手或右手拇、示二指捻动针柄,轻轻提针外出,中指则按住针孔旁的皮肤,略施力按摩或按压不动,以免肌肉随针牵起,再逐步或一次外提。出针后迅速用中指按压针孔或不按针孔。此法可用于左右手同时出针。

3.快速出针法

左手用干棉球按压腧穴旁,右手快速拔针而出。此法具有不疼痛、出针快的特点,适用于浅刺的腧穴。

4.缓慢出针法

左手用干棉球按压腧穴旁,右手持针先将针退至浅层,稍待片刻后缓缓捻针退出。此法可防止出针后出血,减轻针刺后遗的麻、胀、重、痛等不适感,不伤气血。

(二)临床应用

在临床上,出针法应根据病证虚实、病情缓急等情况正确施行。

出针补泻法:虚证宜徐出针而疾按针孔,为补法;实证宜疾出针而徐按针孔(或不按针孔),为泻法。

(三)注意事项

1.出针前应注意针下感觉

一般而言,只有在针下感觉松动滑利时,方可出针。如针下沉紧,推之不动,按之不移,多为邪气未退、吸拔其针,或真气未至,或肌肉缠针产生滞针现象。此时不可出针,宜留针以候邪气退、真气至,或循、切经络腧穴周围,使气血宣散。滞针者可在针旁5分处再进一针,或左右前后各进一针,分别摇动捻转,使肌肉松弛,再逐步将针退出。必须注意的是,此时退针宜缓,退出些许,留针片刻,不得孟浪,以免折针、弯针。

2.出针时应注意用力轻巧

不论是快速出针,还是缓慢出针,都应柔和、轻巧、均匀捻动针柄,将针取出。如遇有阻力,宜稍停后再按一般方法施术。如用力过猛,往往会引起疼痛、出血及针刺后遗感。

3.头、目等部位应注意针孔按压

对于头皮、眼眶等易出血的部位,出针时尤其要注意缓缓而行,同时左手要用力按压针孔,出针后尤须用干棉球按压较长时间,以免出血或血肿。对于留针时间较长,出针后亦应着力按压针孔。

4.出针当重视先后顺序

一般而言,出针应按"先上后下、先内后外"的顺序进行。也就是说,先取上部的针,后取下部的针;先取医师一侧的针,后取另一侧的针。

5.针刺后遗感的处理

出针后,如针孔局部或循经上下胀、痛、麻木而难忍受,可用一手指轻微按揉落零五穴(手背第2、3掌骨间,指掌关节后1寸处)片刻,或针刺之,即可使其消减。此外,亦可在腧穴四周进行按摩,或循经上下推、按、敲、刹,以消减不适针感。

6.出针后患者须稍事休息

出针后不必急于让患者离去,当稍事休息,待气息调匀、情绪稳定后方可离去。有的患者出针后不久会出现晕针,有的患者出针后无局部出血或血肿,但过了片刻可能出血、血肿,因此出针后令患者休息,并严密观察,可防止意外发生。

第六节　针刺异常情况

一般情况下,针刺治疗是一种既简便又安全的疗法,但由于种种原因,如操作不慎,疏忽大意,或触犯针刺禁忌,或针刺手法不适当,或对人体解剖部位缺乏全面的了解,有时也会出现某种不应有的异常情况,如晕针、滞针、弯针、折针、针后异常感、损伤内脏等。一旦出现上述情况,应立即进行有效的处理,不然,将会给患者造成不必要的痛苦,甚至危及生命。因此,针灸工作者应引为注意,加以预防。

一、晕针

晕针是在针刺过程中患者发生的晕厥现象。

(一)临床表现和发生原因

1.临床表现

在针刺过程中,轻者感觉精神疲倦,头晕目眩,恶心欲吐;重者突然出现心慌气短,面色苍白,出冷汗,四肢厥冷,脉细弱而数或沉伏。甚而神志昏迷,猝然仆倒,唇甲青紫,大汗淋漓,二便失禁,脉细微欲绝。

2.发生原因

多见于初次接受针刺治疗的患者,可因情绪紧张、素体虚弱、劳累过度、饥饿,或大汗后、大泻后、大失血后;也有的是因体位不当,医师手法过重,或因诊室内空气闷热、过于寒冷、临时的恶性刺激等,而致针刺时或留针过程中患者发生此症。

(二)处理和预防

1.处理

立即停止针刺,或停止留针,退出全部已刺之针,扶患者平卧,头部放低,松解衣带,注意保暖。轻者静卧片刻,给予饮温茶或温开水,即可恢复。不能缓解者,在行上述处理后,可指按或针刺急救穴,如水沟、素髎、合谷、内关、足三里、涌泉、太冲等,也可灸百会、关元、气海。若仍人事不省、呼吸细微、脉细弱,可采取西医急救措施。在病情缓解后,仍需适当休息。

2.预防

主要根据晕针发生的原因加以预防。对初次接受针刺治疗者,要做好解释工作,解除恐惧心理。对体质虚弱或年迈者应采取卧位,且体位适当、舒适,少留针;取穴宜适当,不宜过多;手法宜轻,切勿过重。对过累、过饥、过饱的患者,推迟针刺时间,应待其体力恢复、进食后再进行针刺。注意室内空气流通,消除过热、过冷因素。医师在针刺过程中应密切观察患者的神态变化,询问其感觉。

二、滞针

滞针是指在行针时或留针后医师感觉针下涩滞,捻转、提插、出针均感困难,而患者则感觉疼痛的现象。

(一)临床表现和发生原因

1.临床表现

在行针时或留针后医师感觉针在穴内捻转不动,发现捻转、提插和退针均感困难,若勉强捻转、提插时,则患者痛不可忍。

2.发生原因

患者精神紧张,或因病痛,或当针刺入腧穴后,引起局部肌肉强烈痉挛;或行针手法不当,捻针朝一个方向角度过大,肌纤维缠绕于针体;或针后患者移动体位所致。若留针时间过长,有时也可出现滞针。

(二)处理和预防

1.处理

如因患者精神紧张,或肌肉痉挛而引起的滞针,须做耐心解释,消除紧张情绪,延长留针时间,或用手在邻近部位做按摩,以求松解,或在邻近部位再刺一针,或弹动针柄,以宣散气血、缓解痉挛;如因单向捻转过度,需向反方向捻转;如因患者体位移动,需帮助其恢复原来体位。滞针切忌强力硬拔。

2.预防

对初次接受针刺治疗者和精神紧张者,做好针前解释工作,消除紧张情绪。进针时应避开肌腱,行针时手法宜轻,不可捻转角度过大,切忌单向捻转。选择较舒适体位,避免留针时移动体位。

三、弯针

弯针是指进针和行针时,或当针刺入腧穴及留针后,针身在体内形成弯曲的现象。

(一)临床表现和发生原因

1.临床表现

针柄改变了进针时的方向和角度,针身在体内形成弯曲,提插、捻转、退针滞涩而困难,患者自觉疼痛或扭胀。

2.发生原因

医师进针手法不熟练,用力过猛且不正;或针下碰到坚硬组织;或进针后患者体位有移动;或外力碰撞、压迫针柄;或因滞针处理不当,而造成弯针。

(二)处理和预防

1.处理

出现弯针后,不要再行任何手法。弯曲度较小的,可按一般拔针法,将针慢慢拔出;弯曲度较大的,可顺着弯曲方向慢慢将针退出;体位移动所致的弯针,先协助患者恢复进针时的体位,之后始可退出;针体弯曲不止一处者,须结合针柄扭转倾斜的方向逐次分段外引。总之要避免强拔猛抽而引起折针、出血等。

2.预防

医师手法要轻巧,用力适当,不偏不倚;患者体位适当,留针过程中不可移动体位;针刺部位和针柄要防止受外物碰压。

四、折针

折针又称断针,是指针体折断在人体穴内。

(一)临床表现和发生原因

1.临床表现

在行针或退针过程中,针体突然折断,或出针后发现针身折断,有时针身部分露于皮肤之外,有时全部没于皮肤之内。

在非重要脏器或关节部位,一般不产生严重后果,在断针处局部可有压痛,并逐步减轻。有时该处有重压感,活动时偶有疼痛,但无运动障碍。

在关节内折针,则呈现严重的疼痛和运动障碍。若在脏器内折针,则情况非常严重,如肺部折针可见咳嗽、呼吸困难,膀胱内折针可见小便短数、排尿困难或有血尿等。

2.发生原因

主要是针前检查工作疏漏,用了质量低劣或有隐伤之针具。其次,进针后患者体位有移动,或外力碰撞、压迫针柄。再次是遇有弯针、滞针等异常,处理不当,并强力抽拔;或针刺时将针身全部刺入,强力提插、捻转,引起肌肉痉挛。

(二)处理和预防

1.处理

医师应头脑冷静,态度沉着。交代患者不要恐惧,保持原有体位,以防残端隐陷。若皮肤尚露有针身残端,可用镊子钳出。若残端与皮肤相平,折面仍可看见,可用左手拇、示两指在针旁按压皮肤,使之下陷,相应地使残端露出皮肤,右手持镊子轻巧地拔出。如针身残端没于皮内,须视所在部位,采用外科手术切开寻取。

2.预防

针前必须仔细检查针具,特别是针根部分,更应认真刮拭。凡接过电针仪的毫针,应定期更换淘汰。针刺时不应将针体全部进入腧穴,绝对不能进至针根,体外应留一定的长度。行针和退针时,如果发现有弯针、滞针等异常情况,应按上述方法处理,不可强力硬拔。

五、出血和皮下血肿

出血是指出针后针刺部位出血,皮下血肿是指针刺部位出现的皮下出血而引起肿痛的现象。

(一)临床表现和发生原因

1.临床表现

出针后针刺部位出血;针刺部位出现肿胀疼痛,继则皮肤呈现青紫、结节等。

2.发生原因

出血、青紫多为刺伤血管所致,有的则为凝血功能障碍。

(二)处理和预防

1.处理

出血者,可用棉球按压较长时间和稍施按摩。若微量的皮下出血而引起局部小块青紫,一般不必处理,可自行消退。若局部肿胀疼痛较剧,青紫面积大而且影响活动功能时,可先做冷敷止血后再做热敷,以促使局部瘀血消散吸收。

2.预防

仔细检查针具,熟悉人体解剖部位,避开血管针刺。行针手法要匀称适当,避免手法过强,并嘱患者不可随意改变体位。出针时立即用消毒干棉球按压针孔。对男性患者,要注意排除血友病。

第三章

灸　法

第一节　灸法临床基础

一、灸法材料和分类

灸法古称灸焫。《说文解字》云："灸，灼也，从火音久，灸乃治病之法，以艾燃火，按而灼也。"可见，灸法是用艾绒或药物为主要灸材，点燃后放置于腧穴或病变部位，进行烧灼和熏熨，借其温热刺激及药物作用，温通气血、扶正祛邪，以防治疾病的一种外治方法。

灸法可分为艾灸法和非艾灸法两大类。艾灸法以艾绒为灸材，是灸法的主要内容，可分为艾炷灸、艾条灸等。非艾灸法可用除艾叶以外的药物或其他方法进行施灸，有灯火灸、药线灸、药笔灸等。

（一）艾叶与艾绒

艾为自然生长于山野之中的菊科多年生灌木状草本植物，我国各地均有生长，但古时以蕲州产者为佳，故特称"蕲艾"。艾在春天抽茎生长，茎直立，高60～120 cm，具有白色细软毛，上部有分支。茎中部的叶呈卵状三角形或椭圆形，有柄，羽状分裂，裂片椭圆形至椭圆状披针形，边缘具有不规则的锯齿，表面深绿色，有腺点和极细的白色软毛，背面布有灰白色绒毛，7～10月开花。瘦果呈椭圆形。艾叶有芳香型气味，在农历的4～5月，当叶盛而花未开时采收。采时将艾叶摘下，晒干或阴干后备用。

1.艾叶化学成分

艾叶中纤维质较多，水分较少，还有许多可燃的有机物，是理想的灸疗原料。其化学成分见表3-1。

表 3-1　艾叶的化学成分

成分	%
无氮素有机物	66.85
含氮素有机物	11.31
水分	8.98
溶醚成分	4.42
离子成分(包括钾、钠、钙、镁、铝)	8.44

2.艾叶的性能

艾叶气味芳香,味辛、微苦,性温热,具纯阳之性。艾叶经加工制成细软的艾绒,便于搓捏成大小不同的艾炷,易于燃烧;艾火燃烧时热力温和,能窜透皮肤,直达体表深部;艾产地广泛,易于采集,价格低廉。故从古至今,灸不离宗,艾是最常用的施灸材料。

3.艾绒的制备

每年农历的 4~5 月,采集肥厚新鲜的艾叶,放置日光下暴晒干燥,然后投于石臼中,用木杵捣碎,筛去杂梗,再晒、再捣、再筛,如此反复多次,即成为淡黄色、洁净、细软的艾绒。

艾绒按加工(捣筛)程度不同,有粗、细之分。粗绒多用做艾条或间接灸,细(精)绒则常用做直接灸。艾绒的质量以无杂质、柔软易团聚、干燥者为优,以含杂质、生硬不易团聚、湿润者为劣。后者燃烧时易爆裂,散落火花而灼伤皮肤,故不宜采用。新制艾绒内含挥发油较多,灸时火力过强,有失温和之性,常致患者不能耐受,故临证以陈旧的艾绒为佳品。

4.艾绒的贮藏

艾绒其性吸水,易于受潮,平时应放在密闭的干燥容器内,置于阴凉干燥处保存;并于每年天气晴朗时重复暴晒几次,以防潮湿、霉烂或虫蛀,否则会影响燃烧与效用。

(二)艾绒制品

1.艾炷

以艾绒施灸时,所燃烧的圆锥体艾绒团称为艾炷,常用于艾炷灸。每燃尽1 个艾炷,为 1 壮。

(1)艾炷规格:小炷重 0.5 g,相当于中炷的一半,常置于穴位或病变部烧灼,常做直接灸用。中炷重 1 g,炷高 1 cm,炷底直径约 1 cm,可燃烧 3~5 分钟,常做间接灸用。大炷重 2 g,相当于中炷的 1 倍,常做间接灸用。艾炷无论大小,直径与高度大致相等。

(2)艾炷制作方法:有手工制作法与艾炷器制作法两种方法。①手工制作法:小炷可先将艾绒搓成大小适合的艾团,夹在左手拇、示二指指腹之间,示指要在上,拇指要在下,再用右手拇、示二指将艾团向内向左挤压,即可将圆形艾团压缩成上尖下平的三棱形艾炷,随做随用,至为简便。中炷、大炷则须将艾绒置于平板上,用拇、示、中三指边捏边旋转,将艾绒捏成上尖下平的圆锥体(图 3-1)。要求搓捏紧实,能放置平稳,燃烧时火力由弱到强,患者易于耐受,且耐燃而不易爆。艾炷大小可随治疗需要而定。②艾炷器制作法:艾炷器中铸有锥形空洞,洞下留一小孔,将艾绒放入艾炷器空洞中,另用金属制成下端适于压入洞孔的圆棒,直插孔内紧压成圆锥体,倒出即成艾炷。用艾炷器制作的艾炷,艾绒紧密,大小一致,更便于应用。

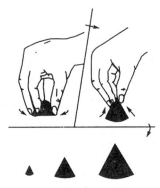

图 3-1 艾炷手工制作法

2.艾条

艾条又名艾卷,是用艾绒卷成的圆柱形长条。一般长 20 cm、直径 1.5 cm,常用于悬起灸、实按灸等。根据内含药物之有无,可分为纯艾条和药艾条两种。

(1)纯艾条:取制好的陈久艾绒 24 g,平铺在长 26 cm、宽 20 cm、质地柔软疏松而又坚韧的桑皮纸上,将其卷成直径约 1.5 cm 的圆柱形艾条,越紧越好,用胶水或糨糊封口。

(2)药艾条:有以下 3 种。①常用药艾条:取肉桂、干姜、木香、独活、细辛、白芷、雄黄、苍术、没药、乳香、川椒各等分,研成细末。将药末混入艾绒中,每支艾条加药末 6 g。制法同纯艾条。②雷火神针:沉香、木香、乳香、茵陈、羌活、干姜、穿山甲各 15 g,研为细末,过筛后,加入麝香少许和匀。以桑皮纸 1 张约 30 cm×30 cm 摊平,取艾绒 40 g 均匀铺于纸上,然后将药末 10 g 匀掺于艾绒中。再搓捻卷紧成爆竹状,外糊上桑皮纸1层,两头留空纸3 cm,捻紧即成。阴干备用,勿令泄气。③太乙神针(韩贻丰《太乙神针心法》方):硫黄6 g,麝香、乳香、没药、松香、桂枝、杜仲、枳壳、皂角、细辛、川芎、独活、穿山甲、雄黄、白芷、全蝎各3 g,均研成细末,和匀。以桑皮纸1张约30 cm×30 cm大小,摊平。先取艾绒24 g,均匀铺于纸上;再取药末6 g,均匀掺入艾绒中;然后卷紧如爆竹状,外用鸡蛋清涂抹;再糊上桑皮纸1张,两头留空纸3 cm左右,捻紧即成。阴干待用。

二、灸法作用和适用范围

根据艾灸法的作用特点,其适用范围以寒证、虚证、阴证为主,对慢性病及阳气虚寒者尤宜。

(一)艾灸法的作用特点

(1)艾灸法的作用主要是温热透达腧穴深部,以及艾叶芳香温通药性的综合效应。

(2)艾灸法的应用以经脉陷下、阴阳皆虚、络脉坚紧者为宜,如《黄帝内经·灵枢·经脉》:"陷下则灸之。"

(3)艾灸法可治针刺或中药疗效不显者,亦即"针所不为,灸之所宜""凡病药之不及,针所不到,必须灸之"。在临床上,可以单用灸法,亦可先灸后针,先针后灸,针灸并用等。

(4)艾灸法主要用于寒证。《黄帝内经素问·异法方宜论》:"藏寒生满病,其治宜灸焫。"即是其例。

(二)适用范围

1.温经通络

温经通络适用于寒凝血滞、经络痹阻所致的风寒湿痹、痛经、经闭、寒疝、腹痛等。

2.祛风解表、温中散寒

祛风解表、温中散寒适用于风寒外袭之表证,脾胃寒盛的呕吐、胃痛、腹泻。

3.温肾健脾

温肾健脾适用于脾肾阳虚之久泄、久痢、遗尿、阳痿、早泄。

4.回阳固脱

回阳固脱适用于阳气虚脱之大汗淋漓、四肢厥冷、脉微欲绝。

5.益气升阳

益气升阳适用于气虚下陷之内脏下垂、阴挺、脱肛、崩漏日久不愈等。

6.消瘀散结、拔毒泄热

消瘀散结、拔毒泄热适用于疮疡、痈疽初起,疖肿未化脓者;瘰疬及疮疡溃后久不愈合者。

7.防病保健

灸法用于防病保健有着悠久的历史。孙思邈《备急千金要方·针灸上》云:"凡入吴蜀地游官,体上常须三两处灸之,勿令疮暂差,则瘴疠温疟毒气不能著人也。"

三、灸法禁忌病症

(一)临时情况的禁忌

基本和毫针刺法禁忌一致,在过劳、过饥、过饱、醉酒、大渴、惊恐、大怒等情况下,不可施灸。

(二)病症禁忌

外感或阴虚内热证、咳血、中风闭证等,凡脉象数疾者禁灸。高热、抽搐或极度衰竭、形瘦骨弱者,亦不宜灸治。

四、灸法禁忌部位

古之禁灸穴,主要是指直接灸、化脓灸,与其说是禁灸穴,不如说是禁忌部位更合适。

(1)颜面部穴不宜着肤灸。

(2)腋窝、睾丸、乳头、会阴部均不可灸。

(3)心脏虚里处、重要脏器和大血管附近、动脉应手处,尽量不用艾炷直接灸,更不宜用瘢痕灸,可选用其他灸法或针刺等方法治疗。

(4)皮薄肌少、筋肉积聚部位,以及关节活动处不能行瘢痕灸等。

五、艾灸意外

艾灸可引起晕灸、变态反应、皮肤感染、药物中毒等不良反应。除皮肤感染外,均在此介绍。

(一)晕灸

晕灸和晕针一样,都是短暂性血管抑制性晕厥。其临床表现、发生原因、防治措施均与晕针相类似。大多发生在艾炷灸过程中,也有在灸后发生的,则称为延迟晕灸。

1.临床表现

(1)先兆期:头晕不适,眼花耳鸣,心悸胸闷,上腹不适,面色苍白,出冷汗,呵欠连连。有的无先兆表现。

(2)发作期:轻者头晕胸闷,恶心欲呕,肢体无力发凉,摇晃不稳,可伴瞬间意识丧失;重者意识丧失,昏仆不醒,唇甲青紫,冷汗淋漓,面色灰白,两眼上翻,二便失禁,也可有四肢抽搐。

(3)缓解期:及时处理恢复后,自觉疲乏无力,面色苍白,嗜睡,汗出,或仅轻度不适。

2.处理方法

(1)轻度:停止施灸,将患者扶至通风处,抬高两腿,头部放低,静卧片刻,给服温开水或热茶。

(2)重度:停止施灸后平卧,在百会穴行艾条雀啄灸,针刺水沟、涌泉,也可配合人工呼吸或注射强心剂。

3.预防措施

(1)心理预防:对猜疑、恐惧、情绪过度变化的患者,要做好心理安慰、语言诱导等工作。对性格内向、精神压抑者,可做松弛训练。对性格外向、急躁好动者,可用各种有效方法转移其注意力。

(2)生理预防:饥饿者灸前适量进食,过劳者要令其休息,恢复体力后再施灸。对易晕灸者,要尽量采用侧卧位,简化灸穴,减少灸量。施灸结束后,嘱患者稍事休息后再离开诊室,以免发生延迟晕灸。

(二)变态反应

1.临床表现

以过敏性皮疹为多见,表现为局限性红色小疹,或全身性风团样丘疹,周身发热,瘙痒难忍。甚而可有胸闷,呼吸困难,面色苍白,大汗淋漓,脉细微。多在艾灸后一至数小时发生,可反复出现。

2.处理方法

皮疹可在停用艾灸后数天内自行消退。发生变态反应,可用抗组胺药、维生素 C 等,多饮水。如发热、奇痒烦躁等,可用皮质激素。当患者出现面色苍白、大汗淋漓、脉细微时,可肌内注射肾上腺素或肾上腺皮质激素。

3.预防措施

对艾灸过敏者忌用之,对穴位注射过敏者则慎用之。在施灸过程中如见变态反应先兆,则应立即停用艾灸。

(三)药物中毒

因药艾条中含有雄黄,点燃后可产生含砷的气体,经呼吸道吸入而引起砷中毒。

1.临床表现

可出现流泪、咽痒、呛咳等,随之发生流涎、头晕、头痛、乏力、心悸、胸闷、气急等,甚而可出现恶心、腹痛、吐泻、冷汗淋漓等。

2.处理方法

轻者用绿豆汤(200 g煮成500 mL)送服小檗碱片(每天6片,分3次服),重者应送医院抢救。

3.预防措施

要限制药艾条用量,每次不超过半支,对孕妇、过敏者禁用之。

第二节　灸法操作原则

一、选择方法

根据患者、病证、病种的不同,可选用不同的灸治方法。

(一)因人而宜

老人、小儿尽量少用或不用直接艾炷灸。糖尿病患者尽量不用着肤灸,以免皮肤感染伤口不易愈合。面部宜用艾条悬起灸或艾炷间接灸。

(二)因病而宜

化脓灸防治慢性支气管炎和哮喘有效。灯火灸或火柴灸,可治流行性腮腺炎、扁桃体炎,而铺灸则适用于类风湿性关节炎等。慢性病多用温和灸、回旋灸和温针灸等,而急性病则多用着肤灸、雀啄灸等。

隔物灸和敷灸中所用的药物,皆按药物的性味、功能、主治等,予以选用,如甘遂灸多用于逐水泻水,而附子饼灸则多用于补虚助阳。疮疡、痈疽、顽癣、蛇丹常用局部灸治。

(三)因时而宜

艾灸常宜于午时阳气极盛之时,季节以春秋两季更佳。当然又需根据具体情况而定,或冬病夏治,或夏病冬治等。

(四)因法而宜

各种不同的灸法,有其不同的作用,可因法而选其适宜病症。如化脓灸引邪外出、开辟门户,灯火灸疏风解表、化痰定惊,温针灸温通经脉、活血化瘀,艾条温和灸则可行气活血。

二、掌握灸量

灸量是灸疗时刺激时间和刺激强度的乘积,取决于施灸的方式、灸炷的大小、壮数的多少、施灸时或施灸后刺激效应的持续时间等。掌握最佳灸量,可提高疗效,防止不良反应。

(一)灸量取用的原则

灸量指灸法达到的温热程度,不同的灸量可产生不同的治疗效果。以下两方面的因素与灸量密切相关。

1.艾炷、壮数

灸量一般以艾炷的大小和壮数的多少计算,炷小、火势小、壮数少则量小,炷大、火势大、壮数多则量大。艾条灸、温灸器灸以时间计算,太乙神针、雷火神针是以熨灸的次数计算。

2.疗程

灸量还与疗程相关。疗程长、灸量大,用于慢性病;疗程短、灸量小,多用于急性病。掌握灸量应根据患者的体质、年龄、施灸部位、病情等因素来综合考虑。

(二)灵活掌握灸量的方法

根据施灸部位、体质和年龄等,灵活掌握灸量,是临床治疗必须遵守的原则。现以艾炷灸为例加以说明。

1.施灸方法

艾炷直接灸时,可用小炷、中炷;间接灸则用中炷、大炷。

2.体质和年龄

青壮年、男性,初病、体实者,宜大炷、多壮;妇女、儿童、老人,久病、体虚者,宜小炷、少壮。

3.施灸部位

头面、胸背,艾炷不宜大而多;腰背腹部,肌肉丰厚处,可用大炷、多壮;四肢末端,皮肉浅薄而多筋骨处,宜少灸。

4.病情

风寒湿痹,上实下虚者,欲温通经络,祛散外邪,或引导气血下行时,不过7壮,小、中炷即可,否则易使热邪内郁而产生不良后果。沉寒痼冷、元气将脱者,需扶助阳气、温寒解凝,非大炷多壮不能奏效。

5.天地自然环境

冬日灸量可大,夏日灸量宜小。北方寒冷,灸量可大;南方温暖,灸量宜小。

6.施灸次数

将规定的艾炷壮数一次灸完的称顿灸,分次灸完的称报灸。对体质差或头面四肢部,可用报灸,分若干次灸完,以控制灸量、完成疗程,避免产生不良反应。

三、合理补泻

(一)根据辨证,选用不同的灸治部位

可起到补虚泻实、调和气血的目的。如涌泉穴用艾条雀啄灸或蒜泥敷灸,治疗鼻衄、咯血等,能起到清热泻火的作用。百会穴用雀啄灸或蓖麻子捣泥敷灸,治疗脱肛、遗尿,则起到补气升阳的作用。此外,《理瀹骈文》根据三焦辨证提出上焦病多用取嚏法(如皂角末涂鼻治感冒);中焦病多用填脐法(如填脐敷治腹痛);下焦病多用坐药、蒸洗法等,也可归属于灸法辨证施治的范畴。

(二)隔物灸与敷灸的补泻

要根据隔物灸和贴敷时所用的药物,按其性味、功能、主治等,予以选用。如选用偏重于泻的药物进行隔物灸或贴敷,就能起到泻的作用,如甘遂贴敷多用于逐水泻水,豉饼隔物灸则多用于散泄毒邪。选用偏重于补的药物进行隔物灸或贴敷,就能起到补的作用,如附子饼隔物灸多用于补虚助阳,蓖麻仁贴敷百会穴治疗胃下垂、子宫脱垂、脱肛等,能起到补气固脱的作用。

(三)艾卷灸的抑制和兴奋作用

抑制法为强刺激,用艾卷温和灸或回旋灸,每穴每次 10 分钟以上,特殊需要时可灸几十分钟;主要作用是镇静、缓解、制止,促进正常的抑制作用。兴奋法为弱刺激,主要用雀啄灸,每穴每次半分钟到 2 分钟,30～50 下,或用温和灸、回旋灸,时间 3～5 分钟;主要作用是促进生理功能,解除过度抑制,引起正常兴奋作用。

第三节 艾炷着肤灸

艾炷着肤灸是将艾炷直接放置在施灸部位皮肤上烧灼的方法,故又称直接灸。根据灸后有无烧伤化脓,又可分为化脓灸和非化脓灸。骑竹马灸、横三间寸灸等都是灸背部穴的特殊艾炷着肤灸。背部灸穴有特定测量法,在历史文献中有殊多记述,值得研究。

一、瘢痕灸

瘢痕灸又称化脓灸,是用黄豆大或枣核大艾炷直接放置腧穴进行施灸,局部组织经烧伤后产生无菌性化脓现象(灸疮)的灸法。这种烧伤化脓现象,古称灸疮。因灸疮愈合之后,多有瘢痕形成,故又称瘢痕灸。王执中《针灸资生经》:"凡着艾得灸疮,所患即瘥,若不发,其病不愈。"可见本法必须达到化脓方有效果,灸疮的发与不发是取效的关键。

(一)方法

1.体位选择

可采取卧位或坐位,应以体位自然,肌肉放松,施灸部位明显暴露,艾炷放置平稳,燃烧时火力集中,热力易于深透肌肉为准。亦需便于医师正确取穴,方便操作,患者能坚持施灸治疗全过程。体位放妥后,再在施灸部位上正确点穴,点穴可用圆棒蘸甲紫溶液或墨笔做标记。

2.施灸顺序

一般宜先灸上部,后灸下部;先灸背部,后灸腹部;先灸头部,后灸四肢;先灸阳经,后灸阴经。先阳后阴,取其从阳引阴而无亢盛之弊;先上后下,则循序渐进、次序不乱;先少后多,使艾火由弱而强,便于患者接受。

如需艾炷灸多壮者,必须由少逐次渐多,或分次灸之,即所谓报灸。需大炷者,可先用小艾炷灸起,每壮递增之,或用小炷多壮法代替。

但在特殊情况下,也可酌情灵活运用,不可拘泥。如气虚下陷之脱肛,可先灸长强以收肛,后灸百会以举陷等,如此才能提高临床疗效。

3.艾炷制备安放

艾炷按要求做好,除单纯采用细艾绒之外,也可加些芳香性药末,如丁香、肉桂等分研末(丁桂散),利于热力渗透。先在穴位上涂些凡士林,以增加黏附作用,使艾炷不易滚落,放好后,用线香点燃艾炷。

4.间断法和连续法

当艾炷燃尽熄灭后,除去灰烬,再重新换另一个艾炷点燃,称为间断法,不易出现灸感循经传导。不待艾炷燃尽,当其将灭未灭之际,即在余烬上再加新艾炷,不使火力中断,每可出现感传,则称为连续法。

5.灸穴疼痛灼热

当艾炷燃烧过半时,灸穴疼痛灼热,患者往往不能忍受。此时,医师可用手拍打穴处周围,或在其附近抓挠,或拍打身体其他部位,以分散其注意力,从而减轻疼痛。一般只有在第1壮时最痛,以后各壮就可忍受。

6.艾炷灸补泻

以徐疾和开阖分别补泻。

(1)补法:艾炷点燃置穴,不吹其火,待其徐徐燃尽自灭,火力缓慢温和,是为徐火、弱火。灸治的时间较长,壮数可多。灸毕一炷,用手指按一会儿施灸穴位,是闭其穴,以使真气聚而不散。

(2)泻法:艾炷置穴点燃,用口吹旺其火,促其快燃,火力较猛,快燃快灭,是为疾火、强火。当患者自觉局部灼痛时,即迅速更换艾炷再灸。灸治时间较短,壮数较少。灸毕不按其穴,是开其穴,以起到祛散邪气的作用。

7.敷贴淡膏药

灸毕,可在灸穴上敷贴淡膏药,每天换贴1次。或揩尽灰烬,用干敷料覆盖,不用任何药物。

8.灸疮

待5~7天后,灸穴处逐渐出现无菌性化脓现象,有少量分泌物,可隔1~2天更换干敷料或贴新的淡膏药。疮面宜用盐水棉球揩净,避免污染,防止并发其他炎症。正常的无菌性化脓,脓色较淡,多为白色。若感染细菌而化脓,则脓色黄绿。经30~40天,灸疮结痂脱落,局部可留有瘢痕。

如灸疮干燥,无分泌物渗出,古人称为"灸疮不发",往往不易收效。可多吃一些营养丰富的食物,或服补气养血药物,以促使灸疮的正常透发,提高疗效。也有在原处再加添艾炷数壮施灸,以促使灸疮发作。

对瘢痕进行观察,常可判定临床疗效。如瘢痕灰白,平坦柔软,说明已达到治疗要求;如瘢痕紫暗,起坚硬疙瘩,病根未除,须在原处继续艾灸。

(二)临床应用

适用于全身各系统顽固病症而又适宜灸法者,如头风、中风、癫痫、哮喘、瘰病、肺结核、慢性肠胃病、骨髓炎、关节病等。

(三)注意事项

(1)医师应严肃认真,专心致志,精心操作。施灸前应对患者说明施灸要求,消除恐惧心理。若需瘢痕灸,必须先征得患者同意。应处理好灸疮,防止感染。

(2)根据患者的体质和病证施灸,取穴要准,灸穴勿过多,热力应充足,火力宜均匀,切勿乱灸暴灸。

(3)灸治中,出现晕灸者罕见。若一旦发生晕灸,则应按晕针处理方法而行急救。

(4)施灸过程中,应防止艾火烧伤衣物、被褥等。施灸完毕,必须将艾炷熄灭,以防止发生火灾。对于昏迷、反应迟钝或局部感觉消失的患者,应注意勿灸过量,避免烧烫伤。

(5)灸法尤忌大怒、大劳、大饥、大倦,受热、冒寒。灸后不可马上饮茶,恐解火气。忌生冷瓜果。

二、麦粒灸

非化脓灸法主要是麦粒灸,即用麦粒大或黄豆大的小艾炷直接在腧穴施灸,灸后不引起化脓的方法。因其艾炷小,刺激强,时间短,收效快,仅有轻微灼伤或发疱,不留瘢痕,故目前在临床应用较多。更宜用于小儿病及头面穴。因须在艾炷烧近皮肤时用压灭方法中断灸火,故又称为压灸。

(一)方法

1.点燃

为防止艾炷滚落,可在灸穴抹涂一些凡士林,使之黏附,然后将麦粒大的艾炷放置灸穴上;用线香或火柴点燃,任其自燃,或微微吹气助燃。

2.移去或压灭

至艾炷烧近皮肤,患者有温热或轻微灼痛感时,即用镊子将未燃尽的艾炷移去或压灭,再施第 2 壮。也可待其燃烧将尽,有清脆之爆炸声,将艾炷余烬清除,再施第 2 壮。

3.灸穴疼痛

若需减轻灸穴疼痛,可在该穴周围轻轻拍打,以减轻痛感。若灸处皮肤呈黄褐色,可涂一点冰片油以防止起疱。

4.壮数

根据情况一般可用 3～7 壮。若第 2 次再在原处应用,每多疼痛,效果亦大减,故需略行更换位置,但不要超出太远。

5.程度

本法灼痛时间短,约 20 秒,一般以不烫伤皮肤或不起疱为准。即使起疱,亦可在 2～3 天内结痂脱落,不遗瘢痕。

(二)临床应用

适用于气血虚弱、小儿发育不良及虚寒轻证等。对各种痛证与急性炎症,效果也很明显,每可立即生效。

(三)注意事项

(1)操作要熟练,避免烧伤。

(2)灸后如起小疱,宜涂甲紫溶液,令其自行吸收。

(3)如灸百会,灸前先剪去穴区头发(如中指甲大)一块,灸后半个月不洗头。

(4)若是小儿,要家长抱扶,配合治疗,以免意外。

第四节 艾炷隔物灸

艾炷隔物灸又称间接灸、间隔灸,是在艾炷与皮肤之间衬垫某些药物而施灸的一种方法。艾炷隔物灸具有艾灸与药物的双重作用,火力温和,患者易于接受。

一、隔姜灸

隔姜灸是在艾炷和皮肤间隔生姜片进行灸治的方法。早见于朱端章《卫生家宝方·痈疽发背方》,而后清代吴尚先的《理瀹骈文》等也有记载。本法有温中散寒、和胃止呕等治疗作用。

(一)方法

将新鲜老姜,沿生姜纤维切成厚 0.2～0.5 cm 的姜片(大小据穴区部位所在和所选艾炷大小决定),中间用针扎小孔数个。置施灸穴位上,用大艾炷或中艾炷点燃,放在姜片中心施灸。若患者有灼痛感时,可将姜片提起,使之离开皮肤片刻,旋即放下,再行灸治,反复进行。以局部皮肤潮红湿润为度。一般每次施灸 5～10 壮。

(二)临床应用

温中散寒,和胃止呕,祛寒解表。适用于感冒、咳喘、呕吐、胃痛、腹痛、腹泻、遗精、阳痿、不孕、痛经、面瘫、风寒湿痹等。

(三)注意事项

(1)用新鲜老姜,现切现用为好,不用干姜和嫩姜。

(2)姜片厚薄根据灸治部位和病证而定。面部等敏感处要厚些,急性病、痛证要薄些。

(3)如不慎起水疱时,须防止感染。

二、隔蒜灸

隔蒜灸又称蒜钱灸,是在艾炷和皮肤间隔蒜片进行灸治的方法。早见于葛洪《肘后备急方》,古人主要用于痈疽,现代还用于肺结核和疣等。除此之外,还有用蒜泥、药粉和艾绒铺在背部的长蛇灸。

(一)方法

1.隔蒜片灸

将独头大蒜横切成厚约 0.3 cm 的薄片,用针扎孔数个,放在患处或施灸穴位上,用大、中艾炷点燃放在蒜片中心施灸,每施灸 4～5 壮,须更换新蒜片,继续灸治。

2.隔蒜泥灸

将大蒜捣成蒜泥状,制成厚约 0.3 cm 的圆饼,置患处或施灸穴位,再上置艾炷,点燃施灸。

此两种隔蒜灸法,每穴每次宜灸足 7 壮,以灸处泛红为度。

(二)临床应用

消肿拔毒,散结止痛。用于治疗痈、疽、疮、疖、瘰疬、肺结核、腹中积块及蛇蝎毒虫所伤等病症。

(三)注意事项

(1)用新鲜大蒜,现切现用为好。

(2)蒜片厚薄根据灸治部位和病证而定。面部等敏感处要厚些,急性病、痛证要薄些。

(3)如不慎起水疱时,须防止感染。

三、隔盐灸

隔盐灸是用盐做隔物进行艾灸的方法。早见于《肘后备急方》，用治小便不通、霍乱、蛇咬伤等。而后有用治阴证伤寒的。隔盐灸一般只能用于脐中，也就是神阙穴。近今有用竹圈隔盐灸的报道，可用于四肢躯干，从而扩大了它的主治范围。

(一)方法

1.隔盐灸

将纯干燥的食盐纳入脐中，填平脐孔，上置大艾炷施灸。如脐部凹陷不明显，可预先在脐周围一湿面圈，再填入食盐。如患者稍有灼痛，即应更换艾炷。也有于盐上放置姜片施灸，待患者有灼痛时，可将姜片提起，保留余热至燃完一炷。一般可灸 3～7 壮。急性病可多灸，不限制壮数。

2.竹圈隔盐灸

空心竹圈若干个，内径 3～5 cm，高 1 cm，再用两层纱布包裹其底部，纱布边缘用橡皮筋系紧在竹圈的外围。竹圈内均匀铺上食盐，以能遮盖纱布为限，然后在竹圈内再装满艾绒，中央隆起，不能太松。点燃艾绒，使其慢慢燃烧至底部盐层响起噼啪声，1 圈可灸 20～30 分钟。

(二)临床应用

回阳、救逆、固脱，适用于急性腹痛、吐泻、痢疾、脱证、癃闭等。

(三)注意事项

(1)要求患者保持原有体位，呼吸匀称。

(2)如有脐部灼伤，要涂以甲紫溶液，并用消毒纱布覆盖固定，以免感染。

(3)竹圈隔盐灸时，如患者疼痛难忍，可将竹圈稍离穴位。

四、隔附子灸

隔附子灸首见于唐代《备急千金要方》，《外台秘要》用治痈疽、风聋等。后世有用于外科疮久成瘘者。隔物分为附子片和附子饼两种，有温经散寒、温肾壮阳作用。

(一)方法

1.附子片灸

将附子用水浸透后，切成 0.3～0.5 cm 的薄片，用针扎数孔，放施灸部位施灸(同隔姜灸法)。

2.附子饼灸

取生附子切细研末,用黄酒调和做饼,大小适度,厚 0.4 cm,中间用针扎孔,置穴位上,再以大艾炷点燃施灸,附子饼干焦后再换新饼,直灸至肌肤内温热、局部肌肤红晕为度。日灸 1 次。

(二)临床应用

附子性味辛温大热,有温肾壮阳的作用,与艾灸并用,适用于各种阳虚证,如阳痿、早泄、遗精、疮疡久溃不敛、痛经等。

(三)注意事项

(1)注意室内通风。

(2)选择平坦不易滑落处灸治。

(3)阴虚火旺及过敏体质者不宜。

五、隔药饼灸

隔药饼灸又称药饼灸,可分为两类。一类为单味中药或加 1~2 味辅助中药研末制作而成的隔药饼灸,如上述的隔附子饼灸等;另一类系指将复方中药煎汁或研末后加入少量赋形剂制成小饼状,并隔此药饼用艾炷灸或艾条灸的一种间接灸法。

(一)方法

1.药饼的分类

大致可分为两类:一类为针对某些病证的,如骨质增生药饼、溃疡性结肠炎药饼、足跟痛药饼、硬皮病药饼等;一类为根据中医治则制作的药饼,如活血化瘀药饼、健脾益气药饼、补肾药饼等。

2.药饼制作法

(1)药汁浓缩法:按配方称取各味中药,加水适量煎 2 次,去渣,再以文火浓缩至一定量,加入赋形剂;亦可根据要求,部分药物煎汁浓缩,部分药物研末成粉,二者混合调匀后加入赋形剂。用特制的模子压成薄饼。

(2)研末调和法:可配方称取药物,研极细末,一般要求过 200 目筛,装瓶密封备用。用时据临床需要临时用调和剂调和,再用特制的模子压成药饼。目前,常用的调和剂有醋、黄酒、乙醇、姜汁、蜂蜜等。

也可先按上法研成极细末备用,临用时据证情可分别选用大蒜、嫩姜、葱白等其中之一,与药粉各取适量,一齐捣烂,用模子压成药饼。

3.药饼灸法

根据病证选用药饼。隔药饼灸,多取经穴,亦可用阿是穴;可只取单穴,亦可多穴同用。应用时,将药饼置于穴位上,将中或大壮艾炷隔饼施灸,患者觉烫时可略做移动,壮数多少据症情而定。灸疗过程中,如药饼烧焦,应易饼再灸。一般于灸毕移去药饼,亦可根据病证特点和药饼的性质,灸毕仍留置药饼于穴区,固定数小时后去掉。灸治的间隔时间与疗程,可视病证而定。

(二)临床应用

近年来隔药饼灸在临床上应用颇广,且多用于难治性病证,如骨质增生及脊髓空洞症、冠心病、慢性非特异性溃疡性结肠炎、小儿硬皮病、胃下垂、软组织损伤、足跟痛、过敏性鼻炎等。另外,还可用于保健与延缓衰老等。

(三)注意事项

(1)药饼的配方及制作,应根据病证具体情况决定。

(2)药饼要求新鲜配制,现制现用,每只药饼只能使用1次。

(3)灸后如出现水疱、灼伤等情况,可按前述的方法来处理。

第五节　艾条悬起灸

艾条悬起灸是将艾条和穴区保持一定距离进行灸治的方法,主要有温和灸、回旋灸、雀啄灸3种。

一、温和灸

温和灸是将艾条和穴区保持一定距离,局部皮肤温热而无灼痛的艾条灸法。

(一)方法

将艾卷的一端点燃,对准应灸的腧穴部位或患处,距离皮肤2~3 cm,进行熏烤(图3-2),使患者局部有温热感而无灼痛为宜,一般每穴灸20~30分钟,至皮肤红晕潮湿为度。

若遇到昏厥或局部知觉减退的患者及小儿时,医师可将一手示、中两指置于施灸部位两侧,这样可以通过医师的手指来测知患者局部受热程度,以便随时调节施灸距离,掌握施灸时间,防止烫伤。

(二)临床应用

临床应用广泛,适用于一切灸法主治病症。用温和灸,艾条距皮肤1~1.5 cm。

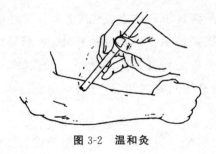

图 3-2 温和灸

(三)注意事项

(1)灸治时艾条要和皮肤保持一段距离,其热力要注意因人、因病而异。

(2)本法力缓,不宜于急重病证。

二、回旋灸

回旋灸是用艾条在穴位上往返回旋施灸的方法。

(一)方法

点燃艾条,悬于施灸部位上方约 3 cm 高处。艾条在施灸部位上左右往返移动,或反复旋转进行灸治(图 3-3)。使皮肤有温热感而不致灼痛,以局部深色红晕为宜。一般每穴灸 20~30 分钟,移动范围在 3 cm 左右。

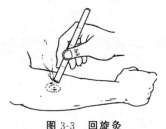

图 3-3 回旋灸

(二)临床应用

热力强,适用于急性病症、病灶较小的痛点,尤其是病损表浅而面积大者,如神经性皮炎、牛皮癣、股外侧皮神经炎、皮肤浅表溃疡、带状疱疹等,对风寒湿痹及面瘫也有效。

(三)注意事项

同温和灸。

三、雀啄灸

艾条灸的一种,用艾条在穴位处上下移动,因其如鸟雀啄食样,故名。

(一)方法

置点燃的艾条于穴位上约 3 cm 高处,艾条一起一落,忽近忽远上下移动,如鸟雀啄食样(图 3-4)。一般每穴灸 5 分钟。此法热感较强,注意防止烧伤皮肤。

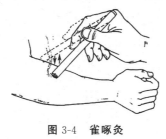

图 3-4　雀啄灸

(二)临床应用

温经通络。多用于昏厥急救、小儿疾病、胎位不正、无乳等。

(三)注意事项

(1)不可太靠近皮肤,尤其是小儿和皮肤知觉迟钝者。

(2)可配合三棱针、皮肤针放血,但要注意局部消毒。

第六节　温针灸和温灸器灸

一、温针灸

温针灸是针刺与艾灸结合应用的一种方法,适用于既需要留针而又适宜用艾灸的病症。本法兴于明代,高武《针灸聚英》、杨继洲《针灸大成》均有记载。现代临床应用广泛,简便易行,针灸并用,值得推广。

(一)方法

将针刺入腧穴得气后给予适当补泻手法,留针时将纯净细软的艾绒捏在针尾上,或用艾条一段(长 1~2 cm),插在针柄上,均应距皮肤 2~3 cm,再从下端点燃施灸(图 3-5)。待艾绒或艾条烧完后除去灰烬,将针取出。

帽状艾炷的主要成分是艾叶炭,类似无烟艾条,长度为 2~3 cm,直径为 0.5~1 cm,一端有小孔,点燃后可插在针柄上,无烟,可燃烧 30 分钟,形如帽状,故名之。

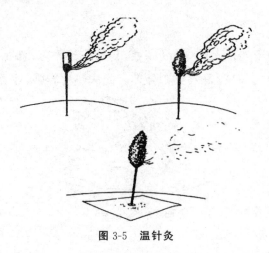

图 3-5　温针灸

(二)临床应用

温经散寒,活血通脉。用于风湿痹证和各种疼痛等。

(三)注意事项

(1)嘱患者不要任意移动肢体,以防灼伤。

(2)严防艾火脱落,可预先用硬纸剪成圆形纸片,并剪一至中心的小缺口,置于针下穴区上。

二、温灸器灸

温灸器的式样很多,大多底部有数十个小孔,内有小筒一个,可以于装置艾绒和药末后点燃,然后在灸穴或相应部位上来回熏熨,其实是熨法的一种。以下介绍一种温灸筒,可以固定在腧穴上持续灸疗,以治疗疾病。

(一)方法

1.温灸筒结构

灸筒由内筒、外筒两个相套而成,均用 2～5 mm 厚度的铁片或铜片制成。内筒和外筒的底、壁均有孔,外筒上用一活动顶盖扣住,无走烟孔,施灸时可使热力下返,作用加强。内筒安置一个定位架,使内筒与外筒间距固定。外筒上安置一个手柄以便夹持或取下。亦可在外筒上安置两个小铁丝钩,其尾端可系松紧带以固定灸筒于腧穴上(图 3-6)。

2.操作方法

(1)装艾:取出灸筒的内筒,装入艾绒至大半筒,然后用手指轻按表面艾绒,但不要按实。

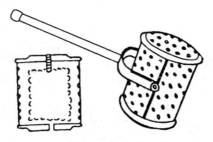

图 3-6　温灸筒

（2）点火预燃：将内筒装入外筒，用火点燃中央部的艾绒（不能见火苗），放置室外，灸筒底面触之烫手而艾烟较少时，可盖上顶盖，取回施用。但必须注意，预燃不足则施灸时艾火易灭，过度则使用时艾火不易持久。

（3）施灸：将灸筒（底面向下）隔几层布放置于腧穴上即可，以患者感到舒适、热力足够而不烫伤皮肤为佳。

（4）固定：在灸筒上预置小铁丝钩，其尾端可系以一绳（或松紧带）之两端，如灸四肢偏外侧的穴位（如足三里），将两个铁丝钩分别钩住绳的两端，如此灸筒即可固定在穴位上。

（5）灸后处置：一般在下次灸时再将筒内艾灰倒出为妥。

（二）临床应用

1.主治

凡适用于艾灸的病症，可用本法施灸。尤其适用于慢性病，但贵在持之以恒。

2.灸量

久病羸弱，进食少而喜凉恶热者，可用小火灸治。前 15 天的灸量，腹部穴每次灸 20 分钟，背部、四肢穴每穴每次灸 15 分钟。待进食增多、体力增长后再用一般的灸量，头部灸 10 分钟，背部、四肢灸 20 分钟，腹部灸 30 分钟。

（三）注意事项

（1）极少数患者灸后可见头晕、口干、鼻衄、纳呆、乏力，应该减少灸量。

（2）各种慢性病，可用中脘、足三里等通腑理气。

（3）温灸时如觉过热，可增加隔布层数。若仍觉过热，可用布块罩在灸筒上，如此进入空气减少，温度即可下降。不热时则减少隔布，或将顶盖敞开片刻，但不可将筒倾倒。

第四章

推 拿 手 法

第一节 叩击类手法

一、拍法

(一)操作方法

以虚掌拍打体表。要求手指自然并拢,掌指关节微屈呈虚掌;拍打要平稳且有节奏,拍下后迅速提起,用力宜先轻后重(图 4-1)。

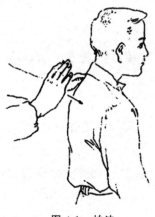

图 4-1　拍法

(二)临床应用

本法着力面较大,刺激较重,常用于肩背、腰臀和大腿部。具有舒筋活络,行气活血,缓急止痛等作用。

二、击法

(一)操作方法

用拳背、掌根、小鱼际,指端等击打体表。要求用力快速而短暂,垂直叩击体表,着力时不能拖抽,叩击频率要均匀而有节奏(图4-2)。

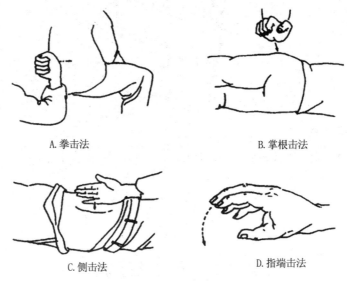

A. 拳击法　　　　　　　　　B. 掌根击法

C.侧击法　　　　　　　　　D. 指端击法

图 4-2　击法

(二)临床应用

本法力度较大,且动作迅速,对应用部位有较大冲击力,具有舒筋通络,调和气血,缓解痉挛,消瘀止痛的作用。不同的击法适用于不同的部位:拳击法多用于大椎穴与腰骶部,每次打击 3～5 下;掌根击法多用于臀部与大腿;小鱼际击法又称侧击法,可单手操作,也可合掌双手击打,多用于头部、肩背和四肢部;指端击法可用中指或三指、五指,用于全身各部。注意本法刺激较强,对老年体弱、久病体虚者慎用。

三、拳叩法

(一)操作方法

双手握空拳,用小鱼际和小指尺侧着力交替叩击体表。要求用小臂发力,腕部放松,快速而有节奏地叩打体表(图4-3)。

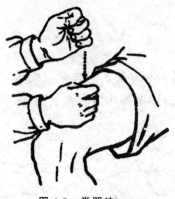

图 4-3　拳叩法

(二)临床应用

本法轻重交替,刺激较强,具有舒松筋脉,行气活血的作用。拳叩法多用于肩背、腰骶和大腿等部位。

第二节　挤压类手法

一、按法

(一)操作手法

以手指或掌着力,逐渐用力,按压一定的部位或穴位。要求按压的方向垂直向下,用力由轻渐重,平稳而持续不断,使压力深透(图 4-4)。

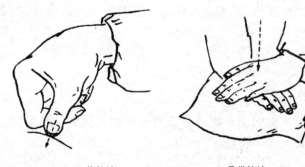

A. 指按法　　　　　　　　　B. 叠掌按法

图 4-4　按法

(二)临床应用

本法刺激较强,适用于全身各部位。具有通经活络,解痉止痛,开通闭塞等作用。临床应用时,指按法可用于全身各部位和穴位,掌按法多用于腰背及臀部,叠掌按法多用于脊背部。

二、点法

(一)操作方法

用指端或屈曲的指间关节突起部按压某一穴位或部位。要静止发力,逐渐加压,以得气或患者能够耐受为度,不可久点(图4-5)。

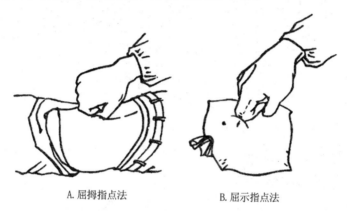

A. 屈拇指点法　　　　　　B. 屈示指点法

图4-5　点法

(二)临床应用

本法为刺激较强的手法,其应用范围和作用与按法大致相同,但多用于骨缝处的穴位和某些小关节的压痛点等。

三、拿法

(一)操作方法

以拇指与示、中二指相对用力捏住某一部位或穴位,逐渐用力并做持续的捏揉动作,为三指拿法;如加上环指一起揉捏则为四指拿法;如再加上小指同时着力则为五指拿法,也称抓法。要求用指面着力,揉捏动作要连续不断,用力由轻到重,再由重到轻(图4-6)。

(二)临床应用

本法刺激较强,常用于颈项、肩背和四肢等部位。具有疏通经络,解表发汗,镇静止痛,开窍醒神等作用。临床应用时,三指拿常用于颈项,肩部和肘、膝、腕、踝等关节处;四指拿多用于上臂、大腿和小腿后侧;五指拿多用于头部、腰背部等。

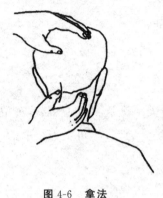

图 4-6　拿法

四、捻法

(一)操作方法

用拇指和示指的指面着力,捏住一定部位,稍用力做对称的搓捻动作。要求捻动快速灵巧,移动缓慢(图 4-7)。

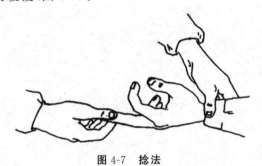

图 4-7　捻法

(二)临床应用

本法是比较轻柔缓快的手法,多用于四肢小关节,如手指、足趾等部位。具有滑利关节,通经活络,促进末梢血液循环等作用。

五、掐法

(一)操作方法

以拇指指甲着力,在一定穴位或部位上深深掐压,要求用力平稳,逐渐加重,以有得气感为度;若用于急救,则用力较重,以患者清醒为度(图 4-8)。

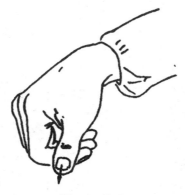

图 4-8　掐法

(二)临床应用

本法刺激性极强,临床较少应用。常作为急救手法,治疗昏厥、惊风、肢体痉挛、抽搐等,具有开窍醒神,镇惊止痛,解除痉挛等作用。

第三节　摩擦类手法

一、推法

(一)操作方法

以手指、掌、肘部着力,紧贴皮肤,做缓慢的直线推动。要求用力均匀,始终如一,重而不滞,轻而不浮(图 4-9)。

(二)临床应用

本法适用于全身各部位,具有理顺经脉,舒筋活络,行气活血,消肿止痛等作用。临床应用时,指推法多用于头项、胸腹、腰背和四肢部的穴位和病变较小的部位,掌推法多用于肩背与腰骶部,肘推法多用于脊背、腰骶部,分推法多用于头面、胸腹和背部。

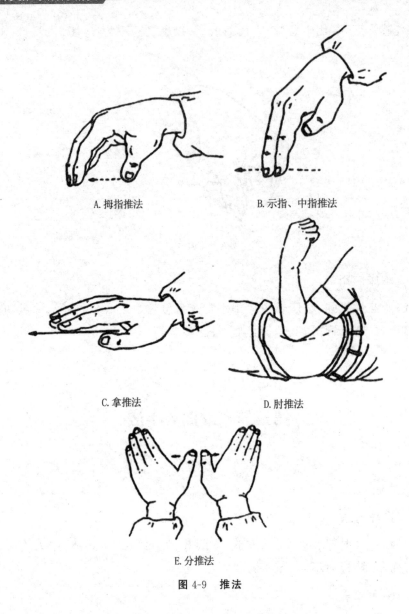

A. 拇指推法

B. 示指、中指推法

C. 拿推法

D. 肘推法

E. 分推法

图 4-9　推法

二、摩法

(一)操作方法

以手掌面或示、中、环三指指面着力,用前臂发力,连同腕部做盘旋活动,带动掌、指等着力部位做环形抚摩动作,可顺时针或逆时针方向摩动,每分钟 50～160 次。要求用力平稳,不可按压,不带动皮下组织(图 4-10)。

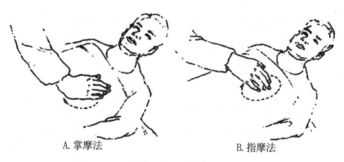

A.掌摩法　　　　　　　　　　B.指摩法

图 4-10　摩法

(二)临床应用

本法轻柔和缓,刺激量小,适用于全身各部位。具有健脾和中,消食导滞,理气止痛,活血散瘀,消肿止痛等作用。临床应用时,指摩法多用于胸腹及头面部,掌摩法多用于腹部、腰背和四肢部。

三、擦法

(一)操作方法

以手掌面或大、小鱼际处着力,进行直线往返摩擦,要求着力部分紧贴皮肤,但不可重压;不论是上下擦还是左右擦,均须沿直线往返进行,不能㖞斜;用力要均匀、连续,先慢后快,以局部深层发热为度,注意不要擦破皮肤,可使用润滑介质(图 4-11)。

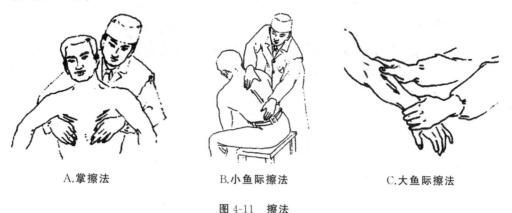

A.掌擦法　　　　　　　B.小鱼际擦法　　　　　　　C.大鱼际擦法

图 4-11　擦法

(二)临床应用

本法温热柔和,可用于全身各部位,具有温经散寒,活血通络,调理脾胃,温中止痛,消肿散结等作用。临床应用时,掌擦法多用于胸腹和腰骶部,大鱼际擦法多用于面部、胸腹及上肢,小鱼际擦法多用于肩背、腰骶和臀部。

四、搓法

(一)操作方法

用双掌手面挟住一定部位,相对用力做方向相反的来回快速搓揉,要求双手用力对称,搓动轻快、柔和、均匀,移动缓慢(图 4-12)。

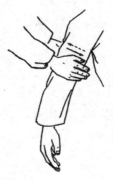

图 4-12　搓法

(二)临床应用

本法轻快柔和,常用于四肢、胁肋等部位。具有舒筋活络,行气活血,疏肝理气、放松肌肉等作用。

五、抹法

(一)操作方法

以拇指螺纹面贴紧皮肤,做上下左右或弧形曲线的往返推动。要求用力轻柔,不可重滞;动作轻快灵活,但不能飘浮(图 4-13)。

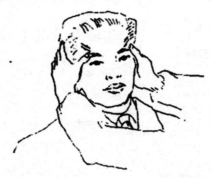

图 4-13　抹法

（二）临床应用

本法常作为临床治疗的开始或结束手法，主要用于头面部和手掌部。具有开窍醒目，镇静安神等作用。

第四节　摆动类手法

一、一指禅推法

（一）操作方法

手握空拳，拇指盖住拳眼，以拇指端或指面、偏峰着力，沉肩垂肘，手腕悬屈，以前臂摆动带动拇指指间关节的屈伸活动。摆动幅度要均匀一致，每分钟120～160 次，紧推慢移，做缓慢的直线或循经往返移动（图 4-14）。

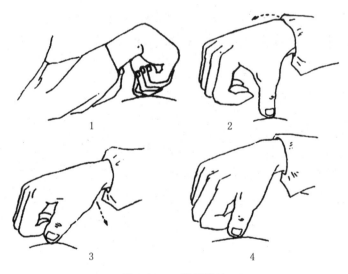

1　　　　2

3　　　　4

图 4-14　一指禅推法

（二）临床应用

本法着力点小，压强较大，刺激深透柔和，具有舒筋活络，调和营卫，行气活血，健脾和胃的作用。本法可用于全身各部穴位或部位，其中指峰推多用于四肢关节部和腰臀部；指面推多用于胸腹部和颈项部；偏峰推多用于头面部。

二、擦法

(一)操作方法

以小鱼际掌背侧至第 3 掌指关节部着力,用前臂旋转摆动,带动腕部屈伸、外旋的连续不断的动作。要求压力均匀柔和,擦动时贴紧体表,动作协调、连续,每分钟 120～160 次(图 4-15)。

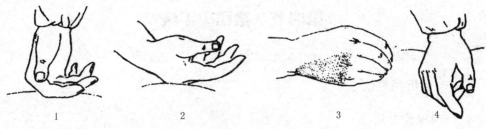

1   2   3   4

图 4-15 擦法

(二)临床应用

本法接触面积大,压力大而柔和,除头面部、胸腹部外,全身各部均可使用。具有舒筋活血,滑利关节,缓解肌肉、韧带痉挛,消除肌肉疲劳等作用。临床应用时,掌背擦法多用于肌肉丰厚的部位,小鱼际擦法多用于颈项部,掌指关节擦法多用于腰臀、大腿等部位。

三、揉法

(一)操作方法

以鱼际、手掌、手指螺纹面和肘、小臂尺侧等部位着力,吸定于一定部位和穴位上,做轻柔缓和的顺时针或逆时针旋转推动,并带动皮下组织。要求压力均匀适度,揉动和缓协调,不能滑动和摩擦,每分钟120～160 次(图 4-16)。

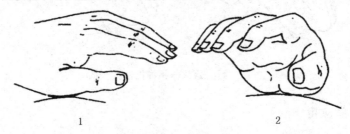

1   2

图 4-16 揉法

(二)临床应用

本法着力面积有大有小,刺激缓和,柔软舒适,全身各部位均可使用。具有宽中理气,消积导滞,舒筋活络,温通气血,活血祛瘀等作用。临床应用时,鱼际揉多用于头面、颈项和四肢部,掌揉多用于胸腹和腰背部,指揉多用于头面、胸腹和四肢部的穴位,肘臂揉多用于腰臀等肌肉丰厚的部位。

第五节　振动类手法

一、抖法

(一)操作方法

用双手握住患肢远端,用力做小幅度的上下连续抖动。要求患者尽量放松肢体肌肉,抖动的幅度由小渐大,抖动频率要快,使患肢有松动感(图 4-17)。

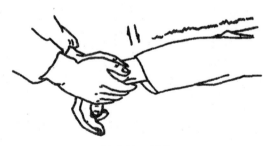

图 4-17　抖法

(二)临床应用

本法比较柔和、轻快、舒松,常用于上肢、下肢和腰部。具有疏通经络,滑利关节,松解粘连等作用。

二、振法

(一)操作方法

以手掌或手指为着力点,按压在一穴位或部位上,做连续不断的快速颤动。要求前臂和手静止发力,使肌肉强力收缩,产生快速振动,幅度要小,频率要快,振动不可时断时续(图 4-18)。

(二)临床应用

本法作用温和,常用于胸腹、头面和肢体部。具有祛瘀消积,和中理气,消食导滞,调节胃肠功能等作用。

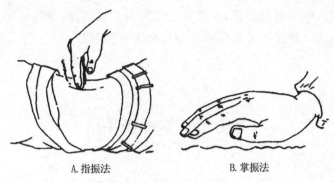

A. 指振法　　　　　　　　B. 掌振法

图 4-18　振法

第五章

脑系病证的针灸治疗

第一节　头　　痛

一、概述

头痛是指由于外感与内伤,致使脉络绌急或失养,清窍不利所引起的以患者自觉头部疼痛为特征的一种常见病证。

头痛一证,有外感内伤之分。外感头痛多为新患,其病程较短,兼有表证,痛势较剧而无休止,可有风寒、风热、风湿之别。内伤头痛多为久痛,不兼表证,其病程较长,痛势较缓而时作时止,当辨虚实,因证而治。

头痛在古代医书中,有"真头痛""脑痛"之称,另有"首风""脑风""头风"等名称,如《灵枢·厥病》曰:"真头痛,头痛甚,脑尽痛,手足寒至节,死不治。"《中藏经》云:"病脑痛,其脉缓而大者,死。"可见此所谓之"真头痛""脑痛",是指头痛之重危症。

二、诊察

(一)一般诊察

中医诊查四诊合参,通过问诊了解患者头痛部位及诱发原因,患者多见头痛不舒,眉头紧锁,甚或目不能睁,部分患者头痛绵绵,神疲乏力,倦怠懒言,可根据头痛的剧烈程度、持续时间及部位,结合舌脉进一步诊查。

西医学诊查,通常询问患者一般情况,既往史,疼痛部位、时间、发生速度、伴随症状等。相关检查包括体温、血压、神经系统检查、头颅 CT、MRI、脑血流图等。应注意颈椎病对头痛的诱发。

(二)经穴诊察

部分头痛患者可在头部局部疼痛、足厥阴肝经下肢循行路线上的行间、太冲等部位触及压痛敏感或条索状阳性反应物,部分患者可在肝俞、肾俞等部位出现敏感点。

有些患者在耳穴反射区神门、皮质下、胃、肝、胆、额、颞、枕等穴区出现压痛敏感、皮肤皱褶、发红或脱屑等阳性反应。

三、辨证

头为诸阳之会,六腑之阳气,五脏之精血皆会于此,故能够引起头痛的原因很多,当各种因素导致清阳不升,或邪气循经上逆,则引发头痛。本证以脏腑辨证为主,由于部位的不同,经络辨证同样重要,在脏腑主要与肝、脾、肾相关,在经络主要与太阳、阳明、少阳、厥阴相关,寒、热、痰、郁为主要致病因素。

基本病机为清窍不利,主要病机为外感或内伤引起的邪犯清窍或清阳不升。实证主要包括外感风寒、外感风热、外感风湿、肝阳上亢等,虚证主要包括中气虚弱、血虚阴亏等,本虚标实主要包括瘀血阻络、痰浊上蒙等。

(一)常用辨证

1.外感风寒头痛

为风寒之邪所致,故于吹风受寒之后发病。太阳主表,其经脉上循巅顶,下行项背;风寒外袭,循经脉上犯,阻遏清阳之气而作头痛,且痛连项背;寒主收引,故痛有紧束之感,"因寒痛者,绌急而恶寒战栗"(《证治汇补·头痛》)。寒为阴邪,得暖则缓,故喜戴帽裹头避风寒以保暖。风寒在表,尚未化热则不渴。脉浮为在表,脉紧为有寒邪,舌苔薄白亦属风寒在表之象。其辨证要点为:形寒身冷,头部紧束作痛,得暖则缓,遇风寒加重。可取手少阳三焦、足少阳胆、阳维、阳跷之交会穴风池,祛风散寒止痛。

2.风热头痛

可由风寒不解郁而化热,或由风夹热邪中于阳络。热为阳邪,喜升喜散,故令头痛发胀,遇热加重甚则胀痛如裂;热炽于上则面目赤红;风热犯卫,则发热恶风;脉浮数,舌尖红,苔薄黄皆属风热之象。以头胀痛,遇热加重,痛甚如裂为特点。可取手阳明大肠经之合穴以疏风清热止痛。

3.风湿头痛

风湿头痛为风夹湿邪上犯,清窍为湿邪所蒙,故头重如裹,昏沉作痛,"因湿痛者,头重而天阴转甚"(《证治汇补·头痛》)。阴雨湿重,故头痛加剧。湿性黏腻,阻于胸中则气滞而胸闷,扰于中焦则脘满而纳呆。脾主四肢,湿困脾阳则肢体沉重。湿蕴于内,分泌清浊之功失调,则尿少便溏,舌苔白腻,脉濡滑皆湿盛之象。其特点为:头重如裹,昏沉疼痛,阴雨痛增。可取风池与手太阴肺经络穴以祛风湿止痛。

4.外感头痛

迁延时日,经久不愈,或素有痰热,又当风乘凉,古人认为外邪自风府入于脑,可成为"头风痛"。其痛时作时止,一触即发,常于将风之前一天发病,及风至其痛反缓。恼怒烦劳亦可引发头痛。发病时头痛激烈,连及眉梢,目不能开,头不能抬,头皮麻木。

5.肝阳上亢头痛

属于内伤头痛。由于情志不舒,怒气伤肝,肝火上扰;或肝阴不足,肝阳上亢,清窍被扰而作眩晕头痛,并且怒则加重。肝为足厥阴经,其脉循胁而上达巅顶,足厥阴与足少阳胆经相表里,胆经经脉循头身两侧,故肝阳头痛连及巅顶或偏两侧,或有耳鸣胁痛。肝之阳亢火旺,耗伤阴液则口干面赤,热扰心神则烦躁易怒难寐,舌红少苔,脉细数为阳亢阴伤之象。其特点为头痛眩晕,怒则发病或加重,常兼耳鸣胁痛。若头痛目赤,口干口苦,尿赤便秘,苔黄,脉弦数,属肝旺火盛。肝阳头痛,经久不愈,其痛虽不甚剧,但绵绵不已,且现腰膝酸痛,盗汗失眠,舌红脉细,为肝病及肾,水亏火旺。可取手厥阴肝经之输穴、手少阴肾经之输穴滋阴、平肝潜阳以止痛。

6.中气虚弱头痛与血虚阴亏头痛

两证均属虚证。一为久病或过劳伤气,令中气不足。气虚则清阳不升,浊阴不降,因而清窍不利,绵绵作痛,身倦无力,气短懒言,劳则加重;中气虚不能充于上则头脑空痛;中气不足,运化无力则食欲缺乏而便溏。一为失血过多或产后失调,以致阴血不足。血虚不能上荣则头痛隐隐而作痛,面色苍白;血不养心则心悸失寐;血虚则目涩而昏花。可取胃经募穴与合穴,补中益气以止痛;取血会与肝、脾、肾三经交会穴,补血虚以止痛。

7.瘀血阻络头痛与痰浊上蒙头痛

两者皆属实证,瘀血头痛多因久痛入络,血滞不行;或有外伤,如《灵枢·厥病》所说:"头痛不可取于输者,有所击堕,恶血在于内。"败血瘀结于脉络,不通则痛。临床特点是:头痛如针刺,痛处固定,舌有瘀点等。痰浊头痛多因平素饮食不节,脾胃运化失调,痰浊内生,痰浊为阴邪,上蒙清窍则昏沉作痛,阻于胸脘则满闷吐涎。如《证治汇补·头痛》所说:"因痰痛者,昏重而眩晕欲吐。"可取足太阴脾经之血海与手厥阴心包经之络穴,活血化瘀以止痛;取足阳明胃经之络穴、脾经之输穴化痰开窍以止痛。

(二)经络辨证

根据疼痛部位与经络循行的相应关系,偏头痛为少阳头痛;前额痛为阳明头痛。《兰室秘藏·头痛门》:"阳明头痛,自汗发热,恶寒,脉浮缓长实";《冷庐医话·头痛》:"头痛属太阳者,自脑后上至巅顶,其痛连项",故后头痛为太阳头痛;巅顶痛为厥阴头痛。《兰室秘藏·头痛门》:"厥阴头项痛,或吐痰沫,厥冷,其脉浮缓。"可在以上辨证的基础上,根据部位加以局部取穴,可达到良好的治疗效果。

四、治疗

(一)刺法灸法

1.主穴

神庭、太阳、印堂、头维。

2.配穴

外感风寒者加风池、风府;外感风热者加曲池、大椎;外感风湿者加风池、列缺;肝阳上亢者加太冲、太溪;中气虚弱者加中脘、足三里;血虚阴亏者加膈俞、三阴交;瘀血阻络者加血海、内关;痰浊上蒙者加丰隆、脾俞。

3.方义

神庭为督脉、足太阳、足阳明之会,刺之可镇静安神、清头散风;印堂、太阳为局部取穴,具有疏通经络、活血止痛的作用;刺头维可祛风明目、清热泻火。配风池、风府疏风散寒,通络止痛;曲池、大椎疏散风热,通络止痛;风池、列缺祛风化湿,通络止痛;太冲、太溪滋阴潜阳,平肝止痛;中脘、足三里补中益气,通络止痛;膈俞、三阴交滋阴养血,活血通络;血海、内关活血化瘀,通络散结;丰隆、脾俞健脾化痰,开窍止痛。

4.操作

穴位常规消毒,神庭平刺 0.5~0.8 寸,行提插捻转平补平泻法;印堂提捏局部皮肤,平刺 0.3~0.5 寸,行提插捻转泻法;太阳直刺 0.3~0.5 寸,行提插捻转平补平泻法;头维平刺 0.5~1 寸,行提插捻转平补平泻法。配穴根据虚补实泻的原则,采用提插捻转补泻的方法。针刺得气后,留针 30 分钟。

本证外感风寒者以及虚证,可针灸并用,每次灸 30 分钟。

(二)针方精选

1.现代针方

(1)处方 1. 分为外感风寒头痛、外感风热头痛、外感风湿头痛、肝阳上亢头痛、痰浊上蒙头痛、瘀血阻络头痛、阴血亏虚头痛、中气虚弱头痛等8型。外感风寒头痛治以疏风散寒解表,取肺俞、天柱、通谷、前谷。外感风热头痛治以祛风清热解表,取风门、风池、液门、曲池、大椎、风府。外感风湿头痛治以祛风胜湿,取风池、阴陵泉、合谷、足三里、悬厘。肝阳上亢头痛治以清泄肝胆,取太冲、阳辅、风池、丝竹空或透率谷、内关、百会。痰浊上蒙头痛治以化痰降逆,取列缺、丰隆、公孙、印堂或神庭。瘀血阻络头痛治以祛瘀通络,取膈俞、血海、太阳、外关、丰隆。阴血亏虚头痛治以补气升血,取三阴交、膈俞、胃俞、血海、大椎、气海。中气虚弱头痛治以补益中气,取足三里、三阴交、气海、中脘。

(2)处方2。头痛头昏:百会、印堂、头维、太阳、风池、合谷、行间。

2.经典针方

(1)《针灸大成》:"头风顶痛:百会、后顶、合谷。头顶痛,乃阴阳不分,风邪串入脑户,刺故不效也。先取其痰,次取其风,自然有效。中脘、三里、风池、合谷。疟疾头痛目眩,吐痰不已,合谷、中脘、列缺。囟会后一寸半,骨间陷中……主头风目眩,面赤肿,水肿……头面门:脑风而痛,少海。"

(2)《针灸玉龙经·玉龙歌》:"头风偏正最难医,丝竹金针亦可施。更要沿皮透率谷,一针两穴世间稀。偏正头风有两般,风池穴内泻因痰。若还此病非痰饮,合谷之中仔细看。头风呕吐眼昏花,穴在神庭刺不差。"

(3)《针灸聚英》卷二·杂病:"头痛有风,风热,痰湿、寒、真头痛。手足青至节,死不治。灸,疏散寒。针,脉浮,刺腕骨、京骨。脉长合骨、冲阳。脉弦阳池、风府、风池。"

(4)《儒门事亲》卷一·目疾头风出血最急说八:"神庭、上星、囟会、前顶、百会。其前五穴,非徒治目疾,至于头痛腰脊强,外肾囊燥痒,出血皆愈。凡针此勿深,深则伤骨。"

第二节　神　乱

一、概述

神乱即精神错乱或神志异常,其临床表现为焦虑恐惧、狂躁不安、神情淡漠或痴呆以及猝然昏倒等症,常见于癫病、狂病、痫病、脏躁等患者。《寿世保元》:

"癫者,喜笑不常,癫倒错乱之谓也。"俗称"文痴"。《素问·长刺节论》:"病在诸阳脉,且寒且热,诸分且寒且热,名曰狂。刺之虚脉,视之分尽热,病已止"。《素问·奇病论》中的"癫疾"、唐代《备急千金要方》中的"五癫",皆指痫而言。后世多把癫狂相提并论。

本症相当于西医学中的单纯型精神分裂症、妄想型精神分裂症、神经官能症、更年期神经病、狂躁症、癫痫等病症。

二、诊察

(一)一般诊察

中医诊查本症从癫、狂、痫3方面进行诊查分析,癫病患者多表情淡漠,神志痴呆,喃喃自语,哭笑无常;狂病患者多狂躁妄动,胡言乱语,打人骂詈,不避亲疏;痫病多见突然昏倒,口吐涎沫,两目上视,四肢抽搐,醒后如常的症状。

西医学本症的诊查,根据实际情况分别从抑郁症、躁狂症或精神分裂症青春型、癫痫切入。抑郁症患者在排除神经系统病变的基础上,尿液、脑脊液5-羟色胺含量具有一定诊断意义;躁狂症可与抑郁交替发生,表现为情绪高涨、妄想、言语夸张等,精神分裂青春型到后期多表现为喜怒无常,行为多具有冲动性等特点;癫痫通过贝美格诱发试验、脑电图具有诊断意义,头颅CT、MRI对脑部病变具有鉴别意义。

(二)经穴诊察

一部分患者可在神门、通里、阴郄、合谷、太冲、足三里等穴出现压痛或条索、结节状病理产物。部分患者可在心俞、肝俞、脾俞、巨阙、中脘等俞募穴出现敏感点。

有些患者在耳穴反射区心、肝、肾、脑、神门、皮质下、枕、耳颞神经点出现压痛敏感点或皮肤皱褶、隆起、颜色改变等阳性反应。

三、辨证

正常人体阴阳平衡,脏腑调和,经络通畅,气血充足,心神安宁。当人体阴阳失于平衡,心神受扰,则发神乱症。本证以脏腑辨证与经络辨证并重,在脏腑主要与心、肝、胆、脾、肾相关,在经络主要与心、肝、胆、脾、胃、心包经有关,火、痰、郁、瘀为主要致病因素。

基本病机为心神不宁,阴阳不和。病因较多,具体表现也有差别,但主要病机为心肝胆脾肾的阴阳失调。虚证主要包括心脾两虚、血虚发痫、肾虚发痫;实证包括痰气郁结、痰火上扰、阳明热盛、肝胆郁火、瘀血内阻、痰火发痫、痰瘀发痫。

（一）常见证型

1.痰气郁结

肝气被郁,伤及脾脏,脾气不升,气郁痰结,蒙蔽神明,故表现为表情淡漠,神志痴呆等精神异常的证候。痰浊中阻,故不思饮食,舌苔腻,脉弦滑。治当化痰解郁,可取肝经之原穴与胃经之丰隆。

2.心脾两虚

多由患病日久,心血内亏,心神失养,故见心悸易惊,神思恍惚,善悲欲哭等症。血少气衰,脾气健运,故饮食量少,肢体乏力,舌色淡,脉细无力,均为心脾两亏,气血俱衰之征。治当取三阴交、足三里以健脾养心。

3.痰火上扰

是因心胃火盛,灼津为痰,痰火搏结,上蒙心窍所致。症见起病急骤,性情急躁,两目怒视,叫骂不休,毁物殴人,头痛失眠,面红目赤,大便秘结,舌质红,苔黄腻,脉弦滑数。治疗时可取神门、中脘,以化痰宁心为法。或因惊恐气乱,或脾失运化,痰热内生。若偶遇恼怒,痰随火升,上扰清窍,蒙蔽心神,症见突然昏倒,四肢抽搐,口吐黏沫,气粗息高,直视,或口作五畜声,胸膈阻塞,情志抑郁,心烦失眠,头痛目赤。发无定时,醒后疲乏,一如常人。舌质红、苔黄腻,脉弦滑数有力。治宜清热化痰,开窍醒神,可取太冲、中脘、神门。

4.阳明热盛

邪热内传阳明,热结阳明所致。症见面红耳赤,弃衣而走,登高而歌,逾垣上屋,或数日不食。腹满不得卧,便秘,尿黄,苔黄,脉沉数有力。治当清泻阳明,可取曲池、天枢。

5.肝胆郁火

因七情内伤,肝胆气滞,气郁化火,上扰神明所致。心神受扰,则心神烦乱,神不内守则言语失常,或咏或歌,或言或笑,心神不安,则或惊或悸,肝胆气滞则胸胁胀痛。症见狂躁易怒,心神烦乱,言语无伦,惊悸不安,神不守舍,或咏或歌,或言或笑,胸胁胀痛,口苦发干,舌红苔黄,脉弦数。治当泻火解郁,可取肝经之原穴。

6.瘀血内阻

邪热入里,血热互结,上扰神明所致。症见胸中憋闷,精神不宁,狂扰不安,言语不休,或沉默寡言,甚则终日骂詈,少腹胀满,疼痛拒按,舌质红紫或见瘀斑,脉沉实有力。治当取合谷、太冲、血海、膈俞以清热活血。

7.风痰上蒙

多因脾虚痰盛,积聚则气逆不顺,升降失调,清阳不升,浊阴不降,痰蒙清窍所致,故发作前有短时头晕,发作时口吐白沫或清涎是风痰的特点。症见发作前每有短时头晕,胸闷、泛恶,随即猝然仆倒,不知人事,手足搐搦强直,两目上视,口噤,口眼牵引,喉中发出五畜之声,将醒之时,口吐白沫或流清涎,醒后唯觉疲惫不堪,有时醒后又发,时发时止,或数日数月再发,疲劳时发作更频,每于感寒则易诱发,体壮者脉多滑大,舌苔白厚腻。治宜取丰隆、行间以化痰息风。

8.痰瘀阻络

瘀血夹痰,上扰神明。多有颅脑外伤,或小儿娩产时产伤,或母孕时跌伤,或情志不畅,气滞血瘀等,皆可致瘀血内生,若瘀阻于上,脑络闭阻,虚风随生,则发作前多有头痛;若瘀血夹痰上冲于头,则神志被蒙,遂发痫证,症见发时头晕头痛,旋即尖叫一声,瘛疭抽搐,口吐涎沫,脸面口唇青紫,口干但欲漱水不欲咽。多有颅脑外伤病史,每遇阴雨天易发,舌质紫有瘀血点,脉弦或弦涩。当取百会、膈俞以化瘀开窍。

9.血虚生风

多因血虚风动而发作,症见痫厥屡发,发前头晕心悸,手足搐动,发时突然昏倒不省人事,口噤目闭,吐白沫,抽搐时间长短不定,醒后如常人,伴见心悸怔忡,双目干涩等症状,或于月经期前后发作频繁,唇甲淡白,脉细滑,舌质色淡或舌尖红,苔薄白少。治疗时可取脾俞、膈俞、足三里、血海,养血息风。

10.肾气亏虚

多由病症已久,肾气亏虚,精血不足,症见反复发作数年不愈,突然昏倒,神志昏聩,面色苍白,四肢抽搐,或头与眼转向一侧,口吐白沫,二便自遗,出冷汗,继则发出鼾声而昏睡,移时渐渐苏醒,平素或腰膝酸软,足跟痛,或遗精阳痿早泄,或白带多,甚或智力渐退,脉沉细滑,舌质淡,苔薄少。治宜滋补肝肾,益精养血,可取肝俞、肾俞、太溪、照海。

(二)经络辨证

从经络的角度讲,本证与心、肝、胆、脾、胃、心包经皆有联系。《素问·阴阳脉解》说:"四肢者,诸阳之本也,阳盛则四肢实,实则能登高而歌也""热盛于身,故弃衣欲走也""阳盛则使人妄言骂詈不避亲疏,而不欲食,不欲食,故妄走也"。《景岳全书·癫狂痴呆》说:"凡狂病多因于火,此或以谋为失志,或以思虑郁结,屈无所伸,怒无所泄,以致肝胆气逆,木火合邪,是诚东方实也,此其邪乘于心,则为神魂不守,邪乘于胃,则为暴横刚强。"上述所云胃、肝、胆三经实火上扰心神皆可发为狂病。

值得注意的是,虽然癫、狂、痫皆是神乱的表现,但其病因病机有一定差别,经络辨证上也应注意,如《素问·大奇论》曰:"心脉满大,痫瘛筋挛。肝脉小急,痫瘛筋挛。二阴急为痫厥",清代叶天士的《临证指南医案》龚商年按总结道:"狂由大惊大恐,病在肝胆胃经,三阳并而上升,故火炽而痰涌,心窍为之闭塞。癫由积忧积郁,病在心脾包络,三阴闭而不宣,故气郁则痰迷,神志为之混淆。"狂者多为阳经所病,癫、痫者多发于阴经。

四、治疗

(一)刺法灸法

1.主穴

百会、水沟;癫者取肝俞、脾俞;狂者取大陵;痫者取身柱、鸠尾、阳陵泉、本神、十宣。

2.配穴

癫者,痰气郁结者加太冲、丰隆,心脾两虚加三阴交、足三里。狂者,痰火扰心加神门、中脘;阳明热盛加曲池、天枢;火盛伤阴加神门、三阴交;气血瘀滞加合谷、太冲、血海、膈俞。痫者,痰火扰神者加丰隆、行间;风痰闭窍者加丰隆、风池;瘀血阻络者加膈俞;血虚风动者加脾俞、膈俞、足三里、血海;肾虚精亏加肝俞、肾俞、太溪、照海。

3.方义

本症多因肝气郁滞,脾气不升,气滞痰结,神明逆乱,故取肝俞以疏肝解郁,配脾俞以益气健脾祛痰;脑为元神之府,督脉入脑,取督脉之百会穴、水沟穴,可醒脑开窍,安神定志。大陵为心包经原穴,可加强醒神开窍的作用。鸠尾为治疗痫证的效穴。水沟、十宣可以开窍醒神。太冲可疏肝行气,丰隆以化痰浊;癫证日久可出现心脾亏损,取三阴交、足三里以补益心脾。加神门、中脘清心豁痰;曲池为手阳明合穴,天枢为手阳明之募穴,两穴相配可泄热通便,清泻阳明实热;神门、三阴交以滋阴降火、安神定志;合谷、太冲合为四关穴,行气化瘀,醒脑开窍;血海、膈俞活血化瘀。四穴相配共奏活血化瘀、醒脑开窍之功。

4.操作

诸穴均按常规消毒后,背部不宜深刺,以免伤及体内重要脏器;百会针向脑后方向,沿皮平刺 0.3～0.5 寸;水沟用 1 寸毫针,针尖向上斜刺 0.5～0.8 寸,行捻转泻法,以患者能忍受疼痛为度;余穴根据辨证施以适当补泻手法。每天或隔天1次。

本证中属虚证者可以加用灸法,每次30分钟,每天或隔天1次。

(二)针方精选

1.现代针方

(1)处方1。处方:肝俞、脾俞、丰隆、神门、心俞。本病由于肝气郁滞,脾气不升,凝聚津液,化为痰浊,神明蒙蔽。故取肝俞、脾俞、丰隆,以疏肝郁,运脾气,化痰浊以治本,取神门、心俞,开窍以苏神明。

(2)处方2。治法:理气豁痰,醒神开窍。以手足厥阴经、督脉为主。主穴:内关、水沟、太冲、丰隆、后溪。配穴:肝郁气滞者,加行间、膻中;痰气郁结者,加中脘、阴陵泉;心脾两虚者,加心俞、脾俞;哭笑无常者,加间使、百会;纳呆者,加足三里、三阴交。

(3)处方3。治法:涤痰开窍、养心安神。心脾两虚者针灸并用,补法;痰气郁结、气虚痰凝、阴虚火旺者以针刺为主,泻法或平补平泻。处方:脾俞、丰隆、心俞、神门。痰气郁结加中脘、太冲;气虚痰凝加足三里、中脘;心脾两虚加足三里、三阴交;阴虚火旺加肾俞、太溪、大陵、三阴交。

2.经典针方

(1)《素问·通评虚实论》:"刺痫惊脉五,针手太阴各五,刺经,太阳五,刺手少阴经络傍者一,足阳明一,上踝五寸,刺三针。"

(2)《肘后备急方》卷三·治卒发癫狂病方第十七:"斗门方,治癫痫,用艾于阴囊下谷道正门当中间,随年数灸之。"

(3)《针灸大全》卷四·窦文真公八法流注:"五痫等证口中吐白沫。内关……后溪二穴、神门二穴、心俞二穴、鬼眼四穴。"

(4)《针灸大成》卷九·医案:"患痫症二十余载……病入经络,故手足牵引,眼目黑瞀,入心则搐叫,须依理取穴,方保得痊……取鸠尾,中脘,快其脾胃,取肩髃、曲池等穴,理其经络,疏其痰气,使气血流通,而痫自定矣。"

(三)其他疗法

1.头针

取额中线、顶中线、顶旁1线、顶上正中线。强刺激,不留针。每天1次。大发作取胸腔区(双)、舞蹈震颤控制区(双),小发作取运动区、制癫区,精神运动发作取晕听区。

2.腧穴埋线

取头针的胸腔区、运动区、神门、足三里、三阴交。羊肠线埋线,可嘱患者自行按摩。每周1次。

第三节　神　昏

一、概述

神昏以不省人事,神志昏乱,呼之不应,触之不觉,不易迅速苏醒为特点,多为危急重症。神昏的深度常与疾病的严重程度有关。

《素问·至真要大论》:"暴喑,心痛,郁冒不知人,乃洒淅恶寒,振栗谵妄。"《伤寒论》:"伤寒若吐若下后不解,不大便五六天,上至十余日,日晡所发潮热,不恶寒,独语如见鬼状。如剧者,发则不识人,循衣摸床,惕而不安,微喘直视,脉弦者生,涩者死。微者,但发热,谵语者……"

本病相当于古代的"暴不知人""不知与人言""尸厥""大厥""不识人""昏聩""昏不知人""昏迷"等。多见于西医学的肝衰竭、酒精中毒、中毒性痢疾等疾病。

二、诊察

(一)一般诊察

中医诊查,患者多见不省人事,神志昏乱,呼之不应,触之不觉,不易迅速苏醒等表现,根据病因不同可有不同兼症,当根据四诊进一步诊查,具体见常用辨证部分。

现代诊查除脉搏、血压、体温、呼吸等生命体征之外,还应检查反射情况如吞咽、咳嗽、角膜、瞳孔反射等,判断神昏的程度,检查患者是否存在外伤、出血等因素,同时进行神经系统检查,确定能否引出阳性病理体征。结合发病患者相关病史进行进一步诊查。

(二)经穴诊察

一部分神昏患者可在手厥阴经原穴、督脉上出现压痛敏感点或条索状、结节状阳性反应物,部分患者在肝经原穴可有明显压痛,同时可在三阴交、极泉等穴出现敏感点。

有些患者在耳穴反射区心、肝、枕、肾上腺、神门、皮质下等穴区可出现压痛敏感，或片状、条索状隆起，局部红晕脱屑等阳性反应。

三、辨证

心藏神，主神明，神志活动为心所司，脑为元神之府，是清窍之所在，脏腑清阳之气均会于此而出于五官，或外邪内攻，或内伤实邪导致气血逆乱，抑或久病者真气耗竭，最终导致清窍闭塞，神明失守而发神昏。本节所论神昏为广义神志模糊，故将谵语、郑声、晕厥一并列入讨论。本证以脏腑辨证为主，经络辨证为辅，主要与心、脾、肝密切相关，热、毒、暑、痰、内风为主要致病因素，同时与心经、心包经、大肠经、肝经有一定联系。

基本病机为心神失守，神志不清。病因较多，且多错杂为病，但主要病机为心、脾、肝的阴阳失调，气血失和。实证主要包括热炽阳明、热陷心包、热盛动风、风痰内闭、暑邪上冒、热毒熏蒸、气血上逆等；虚证主要包括亡阴、亡阳、气虚、血虚等。

(一)常用辨证

1.热炽阳明

太阳之邪不解，邪入阳明，化热化燥，充斥阳明，弥漫全身，症见神志不清，谵言妄语，高热面赤，口渴汗出，气粗如喘，小便短赤，舌红苔黄燥，脉洪大，治宜取手阳明之原穴，足阳明之经穴，泻热醒神。

2.热陷心包

温热之邪侵犯人体，内传心包，燔灼营血，症见高热烦躁，神昏谵语，目赤唇焦，舌謇，发疹发斑，四肢厥冷，小便黄，大便干结，舌质红绛，脉洪而数。治宜取中冲、大椎，清心开窍，泻热醒神。

3.热盛动风

邪热亢盛，燔灼肝经，引动内风，扰及神明，症见高热肢厥，神志昏迷，全身抽搐，角弓反张，颈项强直，两目上翻，面红目赤，小便短赤，大便秘结，舌质红，脉弦数。可取大肠经原穴与肝经荥穴，以清热泻火，平肝息风。

4.风痰内闭

素体痰盛，又感风邪，或肝阳偏亢而生内风，风阳夹痰，内扰心窍，症见突然昏仆，不省人事，震颤抽搐，口角流涎，喉中痰鸣，面色晦暗，胸闷呕恶，口眼㖞斜，半身不遂，舌苔白腻，脉弦滑。治宜开窍化痰，疏肝息风，可取丰隆、太冲。

5.暑邪上冒

见于炎热夏天，为暑邪内袭，耗气伤津，气津暴脱，乱其神明所致，症见猝然昏仆,身热肢厥,气粗如喘,面色潮红,或见面垢,冷汗不止,小便短赤,脉虚数而大。治宜取外关、大椎,以清暑祛湿,开窍醒神。

6.热毒熏蒸

多由感受火毒时疫之邪,或火热之邪郁结成毒,热毒内扰所致,症见壮热谵语,烦躁不安,面赤口渴,疔疮痈肿,流注四窜,或下痢脓血,或绞肠痛绝,舌质红绛,苔黄褐干燥,脉滑数。治疗当取大椎、行间,清热解毒,安神开窍。

7.血气上逆

每因恼怒伤肝,气机逆乱,血随气升,并走于上,扰乱神明,症见突然昏倒,不省人事,牙关紧咬,双手握固,呼吸气粗,面赤唇紫,舌红或紫暗,脉沉弦。治疗时宜疏肝降逆,活血开窍,可取肝经原穴与八会穴之血会。

8.亡阴

多因大吐,大泻,汗出过多,产后失血或外伤出血,或热邪久羁,以致阴精耗竭,心神散乱,症见重语喃喃,神志不清,眼眶深陷,皮肤干瘪,面色潮红,呼吸气促,渴喜冷饮,四肢温暖,舌质红,干燥少苔甚或无苔,脉细数无力,或虚数大。治疗可取配肾经原穴、经穴,以滋补阴精。

9.亡阳

多由亡阴发展而来,或由久病不愈,元气衰微,或寒气大泄,元阳暴脱,或心气耗散,真阳欲绝所致,症见喃喃自语,言语重复,断断续续,精神萎靡,呼之不应,面色苍白,四肢厥逆,气短息微;汗出黏冷,口不渴,喜热饮,舌淡白而润,甚则青紫,脉微欲绝或浮数而空。治当取命门、肾俞,回阳救逆。

10.气虚神昏

每因元气亏耗,致使阳气消乏,宗气下陷,脾气不升,则突然昏仆,症见突然昏晕,面色㿠白,气息微弱,汗出肢冷,舌质淡,脉沉弱。治当健脾益气,取足三里、膏肓。

11.血虚神昏

由大崩大吐,或产后、外伤失血过多,以致气随血脱,神机不运,症见突然晕厥,面色苍白,口唇无华,呼吸缓慢,目陷无光,舌淡,脉细数,无力。治疗可取脾俞、血海,以健脾养血,活血开窍。

(二)经络辨证

经络辨证上;由于本证主要为神明失守,而神志昏蒙。心主神明,心经通过目系与脑相连,故首先从心经、心包经论治,开窍醒神;热炽阳明而致神昏谵语者,当泻阳明经火热;每因肝阳上亢或情志恼怒引动内风者,乃火热夹风夹痰,循肝经上扰,当从肝经论治。

四、治疗

(一)刺法灸法

1.主穴

水沟、涌泉、劳宫。

2.配穴

谵语者加期门、神门、四神聪;郑声者加四神聪、神门、三阴交;昏厥者加百会、内关、三阴交;热炽阳明者加解溪、合谷;热陷心包者加中冲、大椎;热盛动风者加合谷、行间;风痰内闭者加丰隆、太冲;暑邪上冒者加外关、大椎;热毒熏蒸者加大椎、行间;血气上逆者加太冲、膈俞;亡阴者加太溪、复溜;亡阳者加命门、肾俞;气虚者加足三里、膏肓;血虚者加脾俞、血海。

3.方义

水沟为急救常用穴,为醒神开窍之要穴;涌泉为肾经井穴,具有醒脑开窍,泻热通络的作用;劳宫为心经荥穴,能清泻心火,开窍安神。期门为肝之募穴,又是足太阴、阴维之会,刺之可疏肝气、健脾气、调气活血;神门为心经原穴,具有泻心火,宁心安神的作用;四神聪为经外奇穴,具有镇静安神的作用;百会为督脉腧穴,醒神开窍,通络安神;内关属心包络穴,又为八脉交会穴之一,通于阴维,维络诸阴;三阴交为足三阴经之交会穴,具有滋阴养血安神的作用;内关与三阴交合用具有较强的活血化瘀作用,能改善心脑循环。诸穴合用,祛邪补虚,调和气血,开闭醒神。配合谷、解溪泻热醒神;中冲、大椎清心开窍;合谷、行间清热泻火,平肝息风;丰隆、太冲开窍化痰,疏肝息风;外关、大椎以清暑祛湿;大椎、行间清热解毒,安神开窍;太冲、膈俞疏肝降逆,活血开窍;太溪、复溜滋补阴精;命门、肾俞回阳救逆;脾俞、血海健脾养血,活血开窍。

4.操作

腧穴常规消毒,水沟直刺 0.3~0.5 寸,涌泉直刺 0.5~1 寸,劳宫直刺 0.3~0.5 寸,百会、四神聪向后平刺 0.6~0.8 寸,以上诸穴,实证神昏用提插捻转泻法,虚证用平补平泻法。中冲、大椎、膈俞采用点刺放血法,以泻实热。配穴根据虚补实泻的原则,采用提插捻转补泻的方法。针刺得气后,留针 30 分钟。

本症治疗过程中,可在肾俞、命门用灸法,每次施灸 30 分钟。

(二)针方精选

1.现代针方

(1)处方1:热陷心包神昏治以清营泄热,醒神开窍,取中冲、内关、行间、水沟、膻中;腑热熏蒸神昏治以泻热攻下,醒神开窍,取胃俞、大肠俞、陷谷、合谷、天枢;热毒攻心神昏治以清热解毒,醒神开窍,取足三里、神门、十宣、百会、印堂;湿热蒙蔽神昏治以清热利湿,豁痰开窍,取外关、阴陵泉、丰隆、公孙;暑热上冒神昏治以泄热开窍,取二间、内庭、大椎、百会、水沟;热盛动风神昏治以清热息风,醒神开窍,取十宣、风池、劳宫、行间、大椎;阴虚动风神昏治以补阴潜阳,平肝息风,取太溪、三阴交、太冲、风池;风痰内闭神昏治以平肝息风,涤痰开窍,取行间、风池、丰隆、水沟、内关;瘀血阻心神昏治以祛痰开窍,取膈俞、脾俞、内关、血海;阴竭阳脱神昏治以回阳固脱,益气敛阴,取足三里、气海、复溜;内闭外脱神昏治以豁痰开窍,回阳固脱,取丰隆、列缺、复溜、中脘、百会、气海或关元。

(2)处方2:神昏指神志昏迷,意识不清,往往由邪热内陷心包或湿热、痰浊蒙闭清窍所引起。治宜息风开窍、清心豁痰。取穴:水沟、十二井、太冲、丰隆、劳宫。

(3)处方3:热邪毒闭型用毫针刺法,取人中、十宣、百会、涌泉、大椎、内关。人中用雀啄刺法,十宣用点刺放血,余穴常规刺法,用强刺激,留针30~60分钟,每天1~2次。正衰虚脱型用灸法,取关元、神阙、气海、中脘,均艾炷隔姜重灸,每天1~2次。

(4)处方4:选取巨阙、中脘、内关、肺俞。

2.经典针方

(1)《素问·缪刺论》:"邪客于手足少阴太阴足阳明之络,此五络皆会于耳中,上络左角,五络俱竭,令人身脉皆动,而形无知也,其状若尸,或曰尸厥。刺其足大指内侧爪甲上,去端如韭叶(隐白),后刺足心(涌泉),后刺足中指爪甲上各一痏(厉兑),后刺手大指内侧,去端如韭叶(少商),后刺手心主(中冲),少阴锐骨之端(神门),各一痏立已;不已,以竹管吹其两耳,剃其左角之发;方一寸,燔治,饮以美酒一杯,不能饮者,灌之,立已。"

(2)《针灸大成》:"不识人,水沟、临泣、合谷;中暑不省人事,人中、太冲、合谷。尸厥,列缺、中冲、金门、大都、内庭、厉兑、隐白、大敦。"

(3)《简明医彀·厥证》:"忽然厥冷,神昏妄言者,先掐人中……或针入人中至齿,灸关元百壮,鼻尖有汗,苏为度,妇人灸乳下。"

(4)《针灸逢源》:"中风卒倒不醒:神阙(隔盐、姜或川椒代盐)、丹田、气海皆可灸之。"

（5）《针灸集成》："尸厥，谓急死也，人中针，合谷、太冲皆灸，下三里、绝骨、神阙百壮。若脉似绝，灸间使，针复溜，久留神效。"

（三）其他疗法

1. 指针

紧急情况下用拇指重力掐按水沟、合谷、内关穴，以患者出现疼痛反应并苏醒为度。

2. 刺血

实证昏厥取大椎、百会、太阳、委中、十宣。点刺出血。

第四节　痴　呆

一、概述

痴呆是指神情呆滞，智能低下而言，是智能活动发生严重障碍的表现。痴呆一症，虽有数因，但基本上不外虚实两类。属实者，因于气滞、痰湿；属虚者，缘于阴亏、血少、髓虚。本症又称呆痴，常见于西医学的老年痴呆，小儿脑瘫等病。

痴呆一症，古人有"文痴""武痴"之分。痴呆伴有精神抑郁，表情淡漠，坐如木偶，沉默寡言，善悲欲哭者，称为"文痴"；痴呆伴有狂乱无知，骂詈呼叫，不避亲疏，弃衣裸体，逾垣上屋者，称为"武痴"。属于狂证，不属本篇讨论范围。

二、诊察

（一）一般诊察

中医诊查可通过望诊及问诊做出初步诊断，患者可见神情淡漠、沉默寡言等表现，小儿痴呆多见五迟五软表现，老年人为渐进性，多由记忆力减退开始。

西医学通过智力量表测试、脑部影像学检查、脑脊液检查、脑电图、神经心理测验都对相关病症具有诊断意义。

（二）经穴诊察

一部分痴呆患者会在心经的神门、肾经的太溪、肝经的太冲等腧穴局部触及压痛，或条索、结节状病理产物，部分患者可在脾俞、肝俞、肾俞等穴出现敏感点。

有些患者可在耳穴反射区心、脾、肾等出现压痛敏感或皮肤皱褶;脑、额、神门、皮质下可见到压痛敏感、皮肤隆起等阳性反应。

三、辨证

脑为元神之府,又为髓海,脑窍清利,脑髓充盛则神机聪明。若先天不足或年迈体虚,精亏髓减,或久病迁延,心脾受损,气虚血少,致髓海亏虚,神志失养,渐成痴呆一症。本证以脏腑辨证为主,与心、肝、脾、肾有密切关系,湿、瘀为主要致病因素。

基本病机为髓海亏虚,神志失养。病因以虚为主,其主要病机为心肝脾肾的阴阳失调。虚证包括髓海不足、肝肾亏虚,因虚致实为湿痰阻窍,虚实夹杂为气郁血虚。

(一)常用辨证

1.湿痰阻窍

多因水湿内蕴,湿聚成痰,上蒙清窍,致使神情呆钝。其临床特点是:痴呆时轻时重,不易完全恢复。且必见湿痰征象,如静而少言,或默默不语,头重如裹,倦怠无力,胸闷呕恶,泛吐痰涎,苔白腻,脉沉滑。治当健脾利湿,开窍化痰,可取丰隆、脾俞。

2.气郁血虚

多因胸怀不畅,肝郁克脾,或由大惊卒恐,气血逆乱,以致心失所养,则精神恍惚,痴呆不语。其临床特点是:痴呆突然发生,多与情志不畅或突受精神刺激有关。一般病情严重,但持续时间较短,经过治疗可以较快恢复。兼见肝气郁结,心脾血虚的征象,如胸胁胀闷,太息,面色苍白,神志恍惚,心神不宁,悲忧欲哭等表现。治疗当疏肝解郁、养血开窍,可取期门、血海。

3.髓海不足

多缘于先天不足,禀赋薄弱,或近亲配偶,或遗传缺陷,致使脑髓发育不良,而成痴呆。其特点是神情呆滞,齿发难长,骨软痿弱,怠惰嗜卧,舌淡脉细。多见于小儿,智能低下开始并不明显,往往随着患儿年龄之增长,智能障碍则逐渐表现出来。可取太溪、肝俞滋补肝肾。

4.肝肾亏虚

多见于大病、久病,因邪气久居,或热毒深入下焦,劫伤肝肾之阴;或年高体衰,肝肾不足,神失所养,则默默寡言,呆钝如痴。其特点为智能低下常进行性加重,初期记忆不佳,反应迟钝,言语颠倒,其后可发展成痴呆。兼见有关节屈伸不利,四肢麻木,语言迟钝,面色憔悴,两目无神,形体消瘦,肌肤甲错等表现。若阴虚阳亢,虚阳妄动,风自内生,还可见有舌强语謇、瘛疭等内风之象。治当填精益髓,取太溪、肾俞。

(二)经络辨证

肾主骨生髓,脑为髓海,《灵枢·海论》说:"髓海不足,则脑转耳鸣,胫酸眩冒,目无所见,懈怠安卧。"此处便是对痴呆较早的描述,从虚的病因来看,痴呆与肾关系最密切,所以从经络辨证的角度,本症与肾经有密切关联。而晋代王叔和《脉经》记载狂痴病的脉象云:"二手脉浮之俱有阳,沉之俱有阴,阴阳皆实盛者,此为冲督之脉也,冲督用事,则十二经不复朝于寸口,其人皆苦恍惚狂痴。"督脉"起于肾下胞中""挟膂上项,散头上"。可见督脉在肾与脑之间架起了一座"桥梁",肾的精气不足,不能由督脉滋养于脑,或脉络不通,气血不行,也会导致脑髓失养,而发生痴呆一症。所以本症与督脉也有密切联系。

四、治疗

(一)刺法灸法

1.主穴

四神聪、风池、三阴交、内关、悬钟。

2.配穴

湿痰阻窍者加丰隆、脾俞;气郁血虚者加期门、血海;肝肾亏虚者加太溪、肝俞;髓海不足者加太溪、肾俞。

3.方义

三阴交为肝、脾、肾三经交会穴,能通调肝、脾、肾三脏,养血活血,醒神开窍;风池醒脑开窍;四神聪为经外奇穴,化瘀通络,开窍醒神;内关属心包络穴,又为八脉交会穴之一,通于阴维,维络诸阴,具有宁心安神之效;悬钟为八会穴之髓会,可滋阴通脉、益髓壮骨。配丰隆、脾俞健脾利湿,开窍化痰;期门、血海疏肝解郁、养血开窍;太溪、肝俞滋补肝肾,醒神开窍;太溪、肾俞填精益髓。

4.操作

腧穴常规消毒,四神聪向后平刺0.6～0.8寸,行提插捻转平补平泻法;风池向鼻尖方向刺0.5～0.8寸,行提插捻转泻法;三阴交直刺0.5～1寸,行提插捻转补法;内关直刺0.5～1寸,行提插捻转平补平泻法;悬钟直刺0.5～0.8寸,行提插捻转补法。配穴根据虚补实泻的原则,采用提插捻转补泻的方法。针刺得气后,留针30分钟。

本症属气血虚弱者,可使用灸法,尤宜在背部俞穴施灸,施灸时应有人看护,或用悬起灸法,每次 30 分钟。

(二)针方精选

1.现代针方

(1)处方 1:分为禀赋不足、肝肾亏虚、脾虚痰阻、瘀血阻络 4 型。禀赋不足痴呆治以补肾填精,取太溪、肾俞、百会、四神聪、关元;肝肾亏损痴呆治以补益肝肾,填髓健脑,取肝俞、肾俞、百会、四神聪、悬钟;脾虚痰阻痴呆治以健脾益气,化痰通窍,取足三里、阴陵泉、丰隆、中脘、百会、四神聪;瘀血阻络痴呆治以化瘀通络,健脑益肾,取血海、膈俞、内关、百会、四神聪。

(2)处方 2:毫针法取四神聪、颞三针、人中、内关、三阴交、丰隆。颞三针为颞部耳尖直入发际 2 寸处为第 1 针;以此为中点,同一水平向前、后各 1 寸处,分别为第 2 针、第 3 针;针尖向下沿皮慢慢捻入,深 1 寸。四神聪平刺 1 寸。以上均行快速捻转,频率 200 次/分左右,连续 2 分钟。每 10 分钟再次行针,重复3 次后出针。内关穴直刺 0.5～1 寸,行泻法 1 分钟。人中穴向鼻中隔方向斜刺 0.3～0.5 寸,雀啄术至眼球湿润或流泪为度。三阴交,至胫骨内缘向上斜刺进针1.5 寸,提插补法。丰隆穴,直刺 1 寸,平补平泻。以上 4 穴留针 30 分钟,其间行针 1～2 次。

电针法取四神聪、风池、内关。髓海不足配大椎,脾肾两虚加足三里、太溪,痰浊蒙蔽加丰隆、中脘,气滞血瘀加合谷、太冲。主穴进针得气后,G6805 电针仪通脉冲电流,用连续波,频率 60～100 次/分,通电 30 分钟。配穴用提插捻转补泻或平补平泻,留针 30 分钟,每 10 分钟行针 1 次。

每周 5 次,休息 2 天,2 个月 1 个疗程。

(3)处方 3:采用针刺后溪、神门(双侧交替),针刺得气后留针 30 分钟,每隔5 分钟施行平补平泻手法 1 次。每天 1 次,20 次为 1 个疗程。

(4)处方 4:通过辨证将痴呆分为热浊阻窍型(实)、阴精亏损型(虚)。热浊阻窍型治以清心开窍、降浊通腑。取郄门、通里、水沟、丰隆、行间、内庭。其中郄门、通里、丰隆施提插泻法,使针感向远端放射 1～2 次,余穴施雀啄泻 1～2 秒。阴精亏损型治以滋阴益肾,健脑调神。取上星、印堂、内关、神门、廉泉、复溜、足三里。其中上星、印堂、神门施捻转补法 1～2 秒。内关、足三里施提插补法,令针感向远端放射 1 次。廉泉提插雀啄补法 1～2 秒。

(5)处方 5:以百会或四神聪、肾俞为主穴、太冲、关元、三阴交及足三里为配穴,进针得气后行捻转补法,主穴接 G6805 电针治疗仪,施以连续波,频率 2～

4 次/秒,强度以腧穴局部肌肉可见抽动或患者耐受为度,留针 30 分钟,每天 1 次,针 6 天停 1 天;对照组口服尼莫地平,每次 20～40 mg,每天 3 次。两组均连续治疗 8 周。

2.经典针方

(1)《医学纲目》:"呆滞,刺神门一穴,沿皮向前三分,先补后泻。失志,呆凝,取神门、中冲、鬼眼、鸠尾、百会。"

(2)《扁鹊神应针灸玉龙经》玉龙歌:"痴呆一症少精神,不识尊卑最苦人,神门独治痴呆病,转手骨开得穴真。"

(3)《针灸大成》:"失志痴呆:神门、鬼眼、百会、鸠尾。"

(4)《医学入门》:"神门专治心痴呆,人中间使祛颠妖。"

(5)《针经指南·标幽赋》:"用大钟治心内之呆痴。"

(6)《针经指南·流注通玄指要赋》:"神门去心性之呆痴。"

(三)其他疗法

1.头针

取顶中线、额中线、颞前线、颞后线。每次选 2～3 穴,毫针强刺激,还可以配合使用电针,疏密波中强度刺激。

2.耳针

取心、肝、肾、枕、脑点、神门、肾上腺。每次选 3～5 穴,毫针浅刺、轻刺,留针 30 分钟;也可以用王不留行籽贴压。

第六章

肺系病证的针灸治疗

第一节 咳 嗽

一、概述

咳嗽是指肺气上逆引起的一种症状,以咳嗽、咳痰为主要表现。其中,有声无痰为咳,有痰无声为嗽。

本症的病因有外感、内伤两大类。外感咳嗽为六淫外邪侵袭肺系;内伤咳嗽为脏腑功能失调。病因病机为肺气不清,失于宣降。《金匮要略》又称"咳逆"。可见汉代之前咳、咳嗽、咳逆同义,并且咳嗽与上气(喘)、痰饮两者关系尤为密切,故咳与嗽往往连称。如《黄帝内经素问·五脏生成论》称"咳嗽上气",《金匮要略》将"咳嗽上气"连称,"痰饮咳嗽"连称。

本症常见于西医学的呼吸道感染,急、慢性气管炎,支气管扩张,肺炎,肺结核等以咳嗽为主要临床表现的肺系疾病。

二、诊察

(一)一般诊察

咳嗽是呼吸系统疾病的主要症状,如咳嗽无痰或痰量很少为干咳,常见于急性咽喉炎、支气管炎的初期;急性骤然发生的咳嗽,多见于支气管内异物;长期慢性咳嗽,多见于慢性支气管炎、肺结核等。通过咳嗽声音的特点也可初步诊断,如:①咳嗽声音嘶哑,多为声带的炎症或肿瘤压迫喉返神经所致;②鸡鸣样咳嗽,表现为连续阵发性剧咳伴有高调吸气回声,多见于百日咳,会厌、喉部疾病或气管受压;③金属音咳嗽,常见于因纵隔肿瘤、主动脉瘤或支气管癌直接压迫气管所致的咳嗽;④咳嗽声音低微或无力,见于严重肺气肿、声带麻痹及极度衰弱者。

体格检查首先检查气管的位置,触诊检查上腔静脉,锁骨上淋巴结,颈部;肺一侧叩诊,听诊双侧干性啰音。

实验室检查:痰的量、色、气味及性质有诊断意义,X 线、CT、MRI 等检查可发现病灶辅助确诊,必要时可做痰培养。

(二)经穴诊察

一部分患者可在前臂内侧肺经循行路线上的太渊、孔最、尺泽,以及大肠经的手五里等穴出现压痛或扁圆形条索状、结节状病理产物,部分患者可在肺俞、中府等俞募穴出现敏感点。

有些患者在耳穴反射区肺区见毛细血管充盈,触及条索状改变,压痛不明显;支气管区可见白色片状隆起。

三、辨证

肺主宣发肃降,司呼吸,肺气宣通则气息平和。若外邪侵袭肺系,或脏腑功能失调,内伤及肺,肺气不清,失于宣肃而上逆可致咳嗽一症。本症以脏腑辨证为主,经络辨证为辅,与肺关系最密切,与脾、肝、肾亦有联系,风、寒、热、湿、燥、痰为主要致病因素,在经脉主要与肺经、大肠经、肾经相关。

基本病机为肺失宣肃,气逆而咳。病因较多,主要病机为肺、脾、肝、肾的阴阳失调,气机不利。虚证主要包括肺气亏虚、肺阴不足、肾气亏虚,实证主要包括风寒束表、风热袭肺、燥邪伤肺、痰湿蕴肺、肝火犯肺等。

(一)常用辨证

1.风寒束表

因风寒之邪束表犯肺,肺气失宣而见咳嗽;肺气不宣则津液失布,故见痰稀色白,鼻流清涕;风寒外束,腠理闭塞,则见头痛发热,恶风寒等。治疗可取合谷,祛风散寒。

2.风热袭肺

为风热邪气犯肺,肺失清肃,热灼津液,有咳而不爽,痰稠而黄,口渴咽痛等特征,同时可见头痛、发热、汗出,舌苔薄黄,脉浮数等。治当疏散热邪,清热化痰,可取尺泽、曲池。

3.燥邪伤肺

此指温燥而言,常见于气候干燥之秋季,或过食辛燥食物所致。症见干咳无痰,或痰少黄黏,甚则胸痛,痰中带血丝,鼻咽干燥或痛,舌干少津,形寒身热等。治疗可取太溪、照海,以滋阴润燥止咳。

4.痰湿蕴肺

痰湿蕴肺是痰湿壅盛,咳由痰致,故有痰出即咳止的特点。症见咳嗽,痰多色白,痰出咳止,伴胸脘胀闷,饮食减少,或有恶心呕吐,或见面肿,舌苔白腻,脉濡滑。治宜取脾俞、丰隆,运化水湿而祛痰。

5.肝火犯肺

多因郁怒伤肝,肝失疏泄,肝盛侮肺,肺气上逆而致。其症状特点为肝气郁结之表现与肺气上逆之症状,以及气郁痰结之表现互见。治当疏肝理气,可取太冲。

6.肺气亏虚

多由素体阳气不足,肺气虚弱,或寒饮内停,损伤肺气,致肺的宣发肃降功能失职所致。症见咳嗽气短,痰清稀薄,面色㿠白,动则汗出,易感外邪,舌质淡嫩,苔薄白,脉虚无力等。治疗时可取气海、足三里,补益元气,培土生金,以益肺气。

7.肺阴不足

多因素体阴虚火旺,或痰热内阻,或热病之后肺阴亏耗,气失清肃而咳嗽。其辨证特点为干咳少痰,咳声嘶哑,口燥咽干,兼见午后潮热,盗汗,五心烦热,咳痰带血丝等阴虚火旺症状。治当滋补肾阴以降虚火,可取肾经原穴。

8.肾气亏虚

多因素体阳虚或年老体弱,咳久不止,久病伤于肾所致。多咳而兼喘,或常先喘而引起咳嗽,呼吸困难,甚则感觉气自脐下逆奔而上,劳累后则诸症加重,痰有咸味,咳甚则遗溺等辨证特点。可取肾俞、命门,以温煦肾阳。

(二)经络辨证

从经络辨证角度看,咳嗽与肺经、大肠经、肾经关系最密切,与脾经也有联系。《黄帝内经·灵枢·经脉》记载,肺经循行"上膈属肺,从肺系……"大肠经"下入缺盆,络肺,下膈……"脾经"其直者,复从心系却上肺",肾经"从肾上贯肝膈,入肺中,循喉咙,挟舌本;其支者,从肺出络心,注胸中"。

而肺经中的是动病,所生病提到"是动则病肺胀满膨膨而喘咳……主肺所生病者,咳嗽上气"的记载。可见肺经为病,是引起咳嗽的重要原因。

四、治疗

(一)刺法灸法

1.主穴

肺俞、列缺、太渊。

2.配穴

风寒束表加合谷;风热袭肺加尺泽、曲池;燥邪伤肺加太溪、照海;痰湿蕴肺加脾俞、丰隆;肝火犯肺加太冲;肺气虚加气海、足三里;肺阴虚加太溪;肾气虚加肾俞、命门。

3.操作

肺俞穴向脊柱方向斜刺0.3~0.5寸,不宜刺入过深,忌大幅度提插捻转;列缺穴向上斜刺0.3~0.5寸;太渊穴直刺0.3~0.5寸,均采用平补平泻针法。其他配穴均采用虚补实泻的方法针刺,留针30分钟。

4.方义

肺俞可宣肺理气止咳;列缺为手太阴肺经之络穴,宣通肺经经气以止咳;太渊为肺经原穴,补肺气,止咳嗽,诸穴合用,宣通肺气而止咳。风寒束表加合谷祛风散寒;风热袭肺加尺泽、曲池疏散热邪,清热化痰止咳;燥邪伤肺加太溪、照海滋阴润燥止咳;痰湿蕴肺加脾俞、丰隆运化水湿而祛痰;肝火犯肺加太冲疏肝理气止咳;肺气虚加气海补元气,以益肺气,足三里可补益脾胃,培土生金;肺阴虚加太溪滋补肾阴以降虚火;肾气虚加肾俞、命门可温煦肾阳。

(二)针方精选

1.现代针方

(1)处方1:肺燥阴伤证取太渊、肺俞、膏肓、三阴交、太溪、足三里。若咳嗽痰多加尺泽;咳血较甚加孔最、鱼际;潮热甚、盗汗多,则宜加大椎、阴郄、复溜;纳少、消瘦宜加脾俞、中脘;阴虚火旺者取尺泽、肺俞、三阴交、膏肓、太溪、肾俞、阴郄、复溜;梦遗失精加志室、关元、大赫;月经不调加地机、血海、太冲;气阴亏耗者取太渊、中府、气海、脾俞、膏肓、中脘、足三里、太溪;阴阳两虚者取大椎、肺俞、膏肓、关元、足三里、命门;经少、经闭加三阴交、血海、脾俞等穴;心悸不宁,则加内关、心俞。

(2)处方2:燥邪伤肺证取太渊、列缺、肺俞、风门、复溜(双);痰热壅肺证取少商、丰隆、列缺、曲池、中脘,依据病情配大椎、合谷、尺泽、大陵、膈俞、内关;气阴两虚证取肺俞、膏肓俞、三阴交、肾俞、太溪、太渊、阴陵泉,依据病情选配中脘、足三里、大椎、间使(双);阳气衰微证取合谷、百会、气海、关元、神阙、足三里、内关(双)。

(3)处方3。①外感咳嗽:肺俞、列缺、合谷;②内伤咳嗽。痰湿蕴肺:肺俞、太渊、章门、太白、丰隆;肝火犯肺:肺俞、尺泽、阳陵泉、太冲。

2.经典针方

(1)《针灸大成》:"肺俞、膻中、支沟、大陵。"

(2)《针灸甲乙经》:"咳逆上气,唾喘短气不得息,口不能言,膻中主之。"

(3)《备急千金要方》:"缺盆、膻中、巨阙,主咳嗽。"

(4)《备急千金要方》:"然谷、天泉、陷谷、胸膛、章门、曲泉、天突、云门、肺俞、临泣、肩井、风门、行间主咳逆。"

(5)《千金翼方》:"吐血,唾血、上气、咳逆,灸肺俞,随年壮。"

(三)其他疗法

1.耳针

取肺、胸、肾上腺、内分泌,配皮质下。高热,耳背第一条静脉放血。

2.三棱针

取大椎、十宣、尺泽、委中及井穴放血。

3.水针

(1)大椎、曲池,用青霉素和链霉素小剂量(青霉素每穴不超过5万单位,链霉素每穴不超过0.15 g),每天1次。

(2)中府,取5%当归液,每次每侧穴内注入0.5~1 mL,每天1~2次。

(3)肺俞(患侧)、孔最,用青霉素20万~40万单位,注入腧穴,每天或隔天1次。

4.拔罐

取风门、肺俞、膏肓俞,或在肺部有湿性啰音处拔罐,每天或隔天1次。

5.灸法

对于外感咳嗽,可选用温和灸,取穴大椎、风门、肺俞、列缺。操作时点燃艾条一端,在距腧穴约1寸的高度进行熏烤,灸至局部红晕为度。

第二节 咳 血

一、概述

咳血是指由肺及肺系(气管)而来的血,经咳嗽吐出,故咳血多为痰中夹血,或痰血相兼,或纯血鲜红,间夹泡沫。

本症多由外感风寒、风热之邪,或肺热、痰阻,或脾肺气虚、阴虚火旺而至肺络受损所致。咳血之称首见于《黄帝内经》,《丹溪心法》称"咯血",《证治要诀》称为"嗽血"。医学文献中有将咳血称作吐血者,如《金匮要略》云:"烦咳者,必吐血";《伤寒论》中则笼统地称为"亡血"。因此,后世对呕血、咳血不分,统称为吐血。尽管血皆从口出,但由于其病位不同,故名称、概念上皆须严格区分。

本症常见于西医学的慢性气管炎、支气管扩张、肺结核、肺炎、肺癌等肺部疾病,也可见于心血管病及血液病引起的咳血。

二、诊察

(一)一般诊察

咳嗽是因邪客肺系,肺失宣肃,肺气不清所致,以咳嗽、咳痰为主要症状的病症。多见于急、慢性支气管炎。咳逆有声,或伴咽痒咳痰。外感咳嗽,起病急,可伴有寒热等表证;内伤咳嗽,每因外感反复发作,病程较长,可咳而伴喘。急性期查血白细胞和中性粒细胞计数增高。两肺听诊可闻及呼吸音增粗,或伴散在干湿性啰音。肺部 X 线片检查,示正常或肺纹理增粗。

(二)经穴诊察

一部分患者会在太渊、孔最,以及手五里、膺窗、气户等穴出现压痛,或扁圆形条索状、结节状病理产物,部分患者可在肺俞、中府等俞募穴出现敏感点。

有些患者会在耳穴反射区支气管、肺区见条状暗红色无光泽,触诊有条索样改变,下肺区可见毛细血管充盈;有的患者可在下肺区见片状丘疹红润,有光泽,少数患者经棉球擦拭后有出血,皮肤表面凹凸不平。

三、辨证

肺为娇脏,为脏腑之华盖,若内外之邪干扰及肺,肺气上逆为咳,损伤肺络则导致咳血一症。本症以脏腑辨证为主,与肺、脾、肝、肾有密切关系,风、寒、热、瘀为主要致病因素,与肺经、大肠经、肾经都有一定联系。

基本病机为肺失宣肃,血溢脉外。其主要病机为肺、脾、肝、肾的阴阳失调,气血失和。实证包括外感风寒、外感风热、肺热壅盛、瘀阻肺络,虚证包括脾肺气虚、阴虚火旺。

(一)常用辨证

1.外感风寒

素体肺有实热,复感风寒之邪,风寒外束,阳气被郁,与肺热相合,助热化火,可灼伤肺络而咳血;兼有风寒症状。治宜疏风散寒,宣肺止咳,可取列缺、合谷。

2.外感风热

多由素体肺阴不足,虚热内蕴,若感受风热,失于清解,内外热势相助,灼伤肺络,则发生咳血;兼有风热症状。治当清热解表,可取合谷、曲池。

3.肺热壅盛

多因外感六淫之邪失于宣解,郁而入里化热;或郁怒伤肝,肝郁化火,木火刑金;或因饮酒炙煿积热于胃,上熏于肺,皆可致肺热壅盛,热伤肺络,火载血升,产生咳痰带血。治宜取大椎、合谷,以清实热。

4.瘀阻肺络

多因咳血病久,络伤血溢,肺内留瘀;或素患停痰伏饮,壅塞于肺,以致肺内气壅血瘀,瘀阻肺络则络伤,血随痰而咳出,且多见血泡沫样痰。兼有瘀血症状,如唇紫、面色晦滞、目眶黧黑、舌生紫斑、脉弦涩等。治疗时应行气活血,祛瘀通络,可取膻中、膈俞。

5.脾肺气虚

脾气亏虚,气不摄血之咳血,症见咳血日久不愈,血量较少,血色暗淡,咳嗽痰白,面色白,畏冷,神疲肢倦,心悸气短,声细懒言,纳呆便溏,舌淡苔薄白,脉沉细或芤。治宜补益脾肺,益气摄血,可取脾俞、肺俞。

6.阴虚火旺

多因素体阴虚,或热病后,或酒色过度,以致肾阴亏耗,则火炎灼金,肺络受损,故产生咳血。病之标在肺,本在肾。肺阴虚为主者,仅有咳嗽气短,咽干,午后潮热,五心烦热,盗汗等表现;若兼肾阴不足,则有遗精多梦,腰脊痛等症状。治当取太渊、太溪,滋补肺肾之阴以降虚火。

(二)经络辨证

在经络方面,本症主要与肺经、大肠经、肾经关系较密切,所咳之血,为肺及肺系血脉所出;大肠经与肺经相表里,由络脉相连;而肾经是动病更有"是动则病饥不欲食,面如漆柴,咳嗽则有血"的记载。经脉受火热或虚热所灼,引发咳血。

四、治疗

(一)刺法灸法

1.主穴

孔最、鱼际、尺泽。

2.配穴

外感风寒加列缺、合谷;外感风热加曲池、合谷;肺热壅盛加大椎、合谷;瘀阻肺络加膻中、膈俞;脾肺气虚加脾俞、肺俞;阴虚火旺加太渊、太溪。

3.操作

孔最直刺 0.5～1 寸,鱼际直刺 0.3～0.5 寸,尺泽直刺 0.8～1.2 寸,均采用泻法,大椎可点刺放血。其他配穴均采用虚补实泻的方法针刺,留针30分钟。

4.方义

孔最理血通窍;鱼际为肺经荥穴,可泻肺热以止血;尺泽为肺经合穴,可止咳平喘;全方以理血、宣通肺气为主,共奏止血、止咳之效。外感风寒加列缺、合谷疏风散寒,宣肺止咳;外感风热加合谷、曲池清热解表;肺热壅盛加大椎、合谷可清实热;瘀阻肺络加膻中、膈俞行气活血,祛瘀通络;脾肺气虚加脾俞、肺俞补益脾肺,益气摄血;阴虚火旺加太渊、太溪滋补肺肾之阴以降虚火。

(二)针方精选

1.现代针方

(1)处方1:肺俞、百劳、足三里、膈俞。阴虚火旺加三阴交、肝俞,痰中带血加丰隆、中脘,风热袭肺加风门、列缺。

(2)处方2:肺燥阴伤者取太渊、肺俞、膏肓、三阴交、太溪、足三里。若咳嗽痰多加尺泽;咳血较甚加孔最、鱼际;潮热甚、盗汗多,宜加大椎、阴郄、复溜;纳少、消瘦宜加脾俞、中脘;阴虚火旺者取尺泽、肺俞、三阴交、膏肓、太溪、肾俞、阴郄、复溜;梦遗失精加志室、关元、大赫;月经不调加地机、太冲;气阴亏耗者取太渊、中府、气海、脾俞、膏肓、中脘、足三里、太溪;阴阳两虚者取大椎、肺俞、膏肓、关元、足三里、命门;经少、经闭加三阴交、血海、脾俞等;心悸不宁,则加内关、心俞。

2.经典针方

(1)《针灸甲乙经》:"凡唾血,泻鱼际、补尺泽。"

(2)《针灸资生经》:"久嗽,宜灸膏肓,次灸肺俞。"

(3)《针灸甲乙经》卷九:"咳,喉中鸣,咳唾血,大钟主之。"

(4)《神灸经纶》卷三:"咳嗽红痰,列缺、百劳、肺俞、中脘。"

(三)其他疗法

1.耳针

取支气管、支气管扩张点、平喘、心、胸、肺。

2.水针

取耳穴膈、肾上腺、肺。以维生素 K₃注射,每穴 0.1 mL,每天 1 次,用于反复咳血者。

3.敷贴

第一组为肺俞、天突、膺窗、膻中、足三里、丰隆、尺泽;第二组为肺俞、心俞、膻中、华盖。用消喘膏(白芥子 21 g,元胡 21 g,细辛 15 g,甘遂 12 g。共研末,用姜汁调成糊状)于背俞穴敷之。

第三节 短 气

一、概述

短气是指呼吸急促,甚至不能接续的病症。本症的病因多与气滞、痰阻、血瘀以及心脾两虚、脾肾两虚等有关。

《医宗必读》谓:"短气者,呼吸虽急而不能接续,似喘而无痰声,亦不抬肩,但肺壅而不能下"。其实证常兼见胸腹胀满,呼吸声粗,心胸窒闷等。虚证常兼见形瘦神疲,声低息微,头眩乏力等。在古代医学文献中,"短气"与"气短""少气"三者虽同为气息不足,但又不完全相同。短气可见于多种疾病,有虚实之分。而"气短"或"少气"则属虚证,是指呼吸气短,言语无力。《医宗金鉴·杂病心法要诀》:"短气者,气短而不能续息也;少气者,气少而不能称形也。"

本症常见于西医学的肺系疾病及肺源性心脏病等疾病过程中。

二、诊察

(一)一般诊察

以呼吸短促而不相接续为症状。可见于很多疾病的过程中。有虚有实,实证多突然发病,伴有胸腹胀满,呼吸声粗,多由于痰、食内阻,影响气机升降所致;虚证多为久病,声低息微,形疲神倦,多由于元气大虚所致。可辅助实验室检查,如肺功能检查、胸部 X 线检查、胸部 CT 检查、血气检查等。

(二)经穴诊察

一部分短气患者会在肺经循行路线的太渊,以及其他部位的库房、神堂等腧穴出现压痛,或扁圆形条索状、结节状病理产物,部分患者可在肺俞、中府等俞募穴处出现敏感点。

有些患者在耳穴反射区肺区出现压痛或皮肤色白,脱屑;支气管区白色隆起,少数有白色丘疹,无光泽,触及条索,压痛不明显;部分患者可见心区红晕脱屑。

三、辨证

肺主气,司呼吸,肾主纳气,所谓肺主呼,肾主纳,肺又为呼吸之枢,呼吸吐纳正常,则呼吸深度、节律正常。若为病邪阻遏气机,升降失常,气机上逆,或正气不支,气不得续则可见短气一症。本症以脏腑辨证为主,主要与肺、肾、心、肝、脾有密切关系,痰、瘀为重要致病因素。

基本病机为气机不利,息短不接。病因有虚实两端,但主要病机为肺、肾、心、肝、脾的阴阳失调,气血失和。虚证主要包括心脾两虚、脾肾两虚,实证主要包括气滞血瘀、痰饮中阻。

(一)常用辨证

1.气滞血瘀

病位在肝,乃因肝郁气滞,失于条达,由气及血,血脉不利,瘀血进一步阻遏气机所致。症见短气胸闷,胁肋胀满,善太息,甚则胸痛彻背,每于情绪波动而诱发或加重,舌暗红或紫暗,苔白,脉弦。治疗可取膈俞、太冲,以行气活血,祛瘀通络。

2.痰饮中阻

病位在肺,多为痰湿之体,或嗜食膏粱厚味,生湿化痰,阻遏气机升降所致。症见短气急促,气不得续,胸脘胀满,咳喘痰涎,呕恶纳差,苔白厚腻,脉弦滑。治当健脾化痰,和胃降逆,可取丰隆。

3.心脾两虚

病位在心、脾二脏。心主血脉,脾为营血化生之源,血亏气少而致正气不支。症见短气乏力,神疲懒言,失眠多梦,汗出,面白无华,舌质淡,苔白,脉细而沉。治疗可取内关、脾俞,以血补气,调理心脾。

4.脾肾两虚

先天不足,后天失养,正气不支。症见短气乏力,神疲懒言,失眠多梦,汗出,面白无华,舌质淡,苔白,脉细而沉。治当补益脾肾,充养气血,可取太白、太溪。

(二)经络辨证

从经络辨证的角度,短气与肺、肾密切相关,并与心、脾等经脉有一定联系。《黄帝内经·灵枢·本神》:"肺藏气,气舍魄,肺气虚则鼻塞不利,少气,实则喘喝,胸盈仰息。"

四、治疗

(一)刺法灸法

1.主穴

气海、膻中、足三里。

2.配穴

气滞血瘀加膈俞、太冲,痰饮中阻加丰隆、中脘,心脾两虚加心俞、脾俞,脾肾两虚加太白、太溪。

3.操作

气海直刺 1~1.5 寸,膻中向下平刺 0.5~1 寸,足三里直刺 0.8~1.5 寸,均采用补法。其他配穴均采用虚补实泻的方法针刺,留针 30 分钟。

4.方义

气海补气培元;膻中为八会穴之一,是宗气聚会处,可宽胸膈,降气通络;足三里为胃之合穴,脾胃为后天气血生化之源,补足三里可补益气血,全方通降与补气并用,共奏调气纳息之效。气滞血瘀加膈俞、太冲行气活血,祛瘀通络;痰饮中阻加丰隆健脾化痰,和胃降逆;心脾两虚加内关、脾俞养血补气,调理心脾;脾肾两虚加太白、太溪补益脾肾,充养气血。

(二)针方精选

1.现代针方

(1)处方1:短气取大陵、尺泽针之(属气实者),大椎、肺俞、神阙、肝俞、鱼际灸之(属气虚者)。

(2)处方2。肺脾两虚喘证:脾俞、足三里、肺俞、膏肓、定喘、太渊;肺肾两虚喘证:定喘、膏肓、肺俞、气海俞、肾俞、太渊、太溪。

(3)处方3。第一组穴:风池、肩井、大杼、心俞、中脘、气海、关元、足三里。第二组穴:天柱、风门、膏肓、督俞、建里、关元、上巨虚。每天交替针刺,中度刺激。

2.经典针方

(1)《黄帝内经灵枢·癫狂》:"短气,息短不属,动作气索,补足少阴,去血络也。"

(2)《神应经·诸般积聚部》:"短气,大陵、尺泽。"

(3)《备急千金要方》卷十七:"少年房多短气,灸鸠尾头五十壮。又盐灸脐孔中二七壮。短气不得语,灸天井百壮,穴在肘后两筋间。又灸大椎,随年壮。又灸肺俞百壮。又灸肝俞百壮。又灸尺泽百壮。又灸小指第四指间交脉上七壮。又灸手十指头合十壮。"

(4)《针灸大成》:"膻中……主上气短气,咳逆,噫气,膈气,喉鸣喘嗽,不下食,胸中如塞,心胸痛,风痛,咳嗽、肺痈唾脓,呕吐涎沫,妇人乳汁少。"

(5)《类经图翼》十一卷:"气短,大椎、肺俞、肝俞(三穴俱治不语),天突、肩井、气海(气短阳脱)、内关、尺泽(气短不语)、足三里、太冲。"

(三)其他疗法

1.灸法

心俞、脾俞、膈俞、膻中、气海、关元、间使、内关,5～7壮,每天1次,10次为1个疗程。

2.耳穴

心、小肠、皮质下,配以心脏点、交感、肾上腺。

3.董氏奇穴

针心门穴、肝门穴、肠门穴,三针倒马,特效。心门:手抚胸取穴,在尺骨鹰嘴突起内侧陷处,肘尖下1.5寸凹陷中,下尺骨内侧凹陷中,距肘尖1.5寸处是穴。肝穴:手抚胸取穴,在尺骨内侧距腕横纹6寸是穴;肠门:尺骨内侧,距腕横纹3寸处是穴。

4.皮肤针

取穴:后项、骶部、气管两侧、颌下部、内关、三阴交、膻中、人迎。操作:中度刺激至局部出现红晕略有出血点为度,发作时可一天治疗2次,平时每天1次。

5.拔罐

取穴:心俞、厥阴俞、脾俞。操作:每次选1～2穴,交替使用,每天或隔天1次,5～7次为1个疗程。

第四节 哮 喘

一、概述

哮喘是指发作时喉中哮鸣有声,呼吸急促困难为特征的一个临床常见症状,甚者张口抬肩,鼻翼翕动,不能平卧。

本症的发生为宿痰内伏于肺,复感风寒、风热、饮食、情志、劳倦等因素,以致痰阻气道,肺气上逆。历代医籍记载,《黄帝内经·素问》称"喘鸣";《金匮要略》云:"喉中水鸡声";《诸病源候论》则名为"呷嗽";直至元代朱丹溪才明确称为"哮"。以后则有哮喘、哮吼、吼喘等病名。

喘多并发于多种急慢性病证之中,虽呼吸急促,而喉间并无哮鸣声;而哮有宿根,表现为发作性的痰鸣气喘,以呼吸急促、喉间哮鸣为特征。《医学正传·哮喘》谓:"大抵哮以声响名,喘以气息言。夫喘促喉中如水鸡声者,谓之哮;气促而连属不能以息者,谓之喘。"可见哮必兼喘,而喘未必兼哮。

本症常见于西医学的阻塞性肺气肿、肺源性心脏病、心肺功能不全、支气管哮喘、喘息性支气管炎,或其他急性肺部变态反应性疾病所致的哮鸣。

二、诊察

(一)一般诊察

哮喘患者的常见症状是发作性的喘息、气急、胸闷或咳嗽等,少数患者还可能以胸痛为主要表现,这些症状经常在患者接触烟雾、香水、油漆、灰尘、宠物、花粉等刺激性气体或变应原之后发作,夜间和(或)清晨症状也容易发生或加剧。很多患者在哮喘发作时自己可闻及喘鸣音。症状通常是发作性的,多数患者可自行缓解或经治疗缓解。实验室辅助检查、肺功能检查是评价疾病严重程度的重要指标;痰中嗜酸性粒细胞或中性粒细胞计数可评估与哮喘相关的气道炎症;胸部 X 线检查在缓解期哮喘多无明显异常,哮喘发作时可见两肺透亮度增加,呈过度充气状态。若并发呼吸道感染,可见肺纹理增加及炎症性浸润阴影。

(二)经穴诊察

一部分哮喘患者会在太渊、尺泽、库房、足三里、太溪等腧穴处出现压痛或扁圆形条索状结节,部分患者可在肺俞、中府等俞募穴处出现敏感点。

有些患者在耳穴反射区肺区出现局部白色隆起,或红晕、褶皱;支气管、内分泌、平喘、风溪等耳穴局部出现敏感点。

三、辨证

肺为气之主,肾为气之根,呼吸功能正常主要赖于此二脏。若为邪所干导致肺失所肃,肾失所纳,则发为喘;痰伏于肺,遇感引触则发为哮,后期正气虚衰,反复发作,发作时虚实夹杂。哮必兼喘,且喘多是哮的前期表现,此处一并讨论。本症以脏病辨证为主,主要与肺、脾、肝、肾密切相关,风、寒、热、痰为主要致病因素,以痰为先,同时与肺经、肾经有一定联系。

基本病机为肺失清肃,痰气搏结。主要病机为肺、脾、肝、肾的阴阳失调,气机不利。实证主要包括风寒闭肺、风热犯肺、痰湿蕴肺、气郁伤肺,虚证主要包括肺脾气虚、肾阳亏虚。

(一)常用辨证

1.风寒闭肺

由于风寒之邪侵袭皮毛,内合于肺,肺失宣降,水津不能通调输布,故见喘咳胸闷,咳痰清稀;痰喘日久,肺气壅塞,寒痰胶固,复感风寒,而成哮喘。症见喉中哮鸣,呼吸急促,胸膈满闷,痰白而黏,或清稀多沫,面色晦滞而青,兼有风寒表现。风寒加列缺温肺散寒,化痰止哮。

2.风热犯肺

由于风热之邪侵袭皮毛,内合于肺,热盛气壅,肺失宣降,热盛伤津,炼液成痰,痰热交阻,复感风热,壅塞气道,搏击有声,发为哮喘。症见喉中哮鸣,呼吸急促,声高气粗,烦闷不安,痰黄黏稠,咳痰不爽,面红自汗,兼有风热表现。治疗可取外关、尺泽,以清热化痰止哮。

3.肺脾气虚

肺气不足,卫外不固,脾虚失运,土不生金,表现为喉中哮鸣,呼吸急促,气短难续,动则尤甚,面白汗出,形寒肢冷,舌质淡白胖嫩,或淡紫,脉沉弱无力。治宜补益脾肺,可取脾俞、肺俞。

4.肾阳亏虚

由于肾阳气不足,摄纳失司,气不归元所致,故呼多吸少,并伴有腰膝酸软,面青肢冷,小便清长,舌淡,脉沉细等肾阳不足之证。当补阳温肾,培元固本,可取命门、肾俞。

5.痰湿蕴肺

由于肺失输布,聚津成痰,或脾失健运,聚湿成痰,痰湿蕴肺所致。其临床特点是痰多而黏。治疗当取丰隆、足三里健脾化湿,祛痰平喘。

6.气郁伤肺

此为肝失疏泄,肝气上冲犯肺,升多降少。其特点是伴有咽喉如梗,胸胁胀痛等肝气郁结的表现及精神抑郁,急躁易怒等症状。治当宽胸理气,降逆化痰,可取章门。

(二)经络辨证

从经络的角度看,哮喘与肺经、肾经关系最密切。《黄帝内经灵枢·经脉》记载："肺手太阴之脉……是动则病肺胀满、膨膨而喘咳,缺盆中痛……是主肺所生病者,咳,上气喘渴,烦心胸满""肾足少阴之脉……是动则病饥不欲食,面如漆柴,咳嗽则有血,喝喝而喘,坐而欲起。"且实多在肺,虚多在肾。

四、治疗

(一)刺法灸法

1.主穴

天突、肺俞、定喘、膻中、丰隆。

2.配穴

风寒闭肺加列缺;风热犯肺加外关、尺泽;肺脾气虚加脾俞、肺俞;肾阳亏虚加命门、肾俞;痰湿蕴肺加足三里;气郁伤肺加章门。

3.操作

天突穴快速进针后,沿胸骨体后缘方向刺入,不留针,得气为度;肺俞穴向脊柱方向斜刺 0.3～0.5 寸,不宜刺入过深,忌大幅度提插捻转;定喘向下平刺0.5 寸,施平补平泻法,不留针;膻中向下平刺 0.5 寸,采用泻法;丰隆直刺0.8～1 寸,采用泻法;其他配穴均采用虚补实泻的方法针刺,背部腧穴可加灸,留针30分钟。

4.方义

天突调理肺系,化痰利咽;肺俞宣肺通气;定喘理气宣肺,止咳平喘;膻中为气会,补膻中可理气平喘;丰隆为"祛痰要穴",祛痰降气止哮。诸穴合用,宣肺化痰,止哮定喘。风寒闭肺加列缺温肺散寒,化痰止哮;风热犯肺加外关、尺泽清热化痰止哮;脾肺气虚加脾俞、肺俞补益脾肺;肾阳亏虚加命门、肾俞补阳温肾,培元固本;痰湿蕴肺加丰隆、足三里健脾化湿,祛痰平喘;气郁伤肺加章门宽胸理气,降逆化痰。

5.灸法

常用于缓解期,习惯上在伏天用此法治疗。取大椎、风门、肺俞、膻中。用麦粒灸,每次每穴 3～5 壮,10 天灸 1 次,3 次为 1 个疗程。

(二)针方精选

1.现代针方

(1)处方 1。实喘:天突、中脘、足三里、丰隆、合谷、外关、风门。

(2)处方 2:哮喘。实证:膻中、列缺、肺俞、尺泽;虚证:肺俞、膏肓、气海、肾俞、足三里、太渊、太溪。

（3）处方3：喘证。风寒闭肺：列缺、尺泽、风门、肺俞；风热犯肺：合谷、大椎、丰隆、膻中、中府、孔最；痰湿蕴肺：脾俞、章门、丰隆、列缺、天突；水气凌心：关元、足三里、阴陵泉、内关、肺俞；肺脾两虚：脾俞、足三里、肺俞、膏肓、定喘、太渊；肺肾两虚：定喘、膏肓、肺俞、气海俞、肾俞、太渊、太溪。

2.经典针方

（1）《针灸资生经》："凡有喘与哮者，为按肺俞，无不酸疼，皆为缪刺肺俞，令灸而愈。"

（2）《类经图翼》卷十一："小儿盐哮，于男左女右手小指尖上，用小艾炷灸七壮。无不除根，未除再灸。"

（3）《针灸逢源》卷五："哮……天突、华盖、膻中、俞府、三里、肩中俞（治风哮），又法：以线一条套颈上，垂下至鸠尾尖截断，牵往后脊，中线头尽处是穴（灸七壮效）。"

（4）《医学金针》卷五："哮证寒邪伏于肺俞，痰窠结于肺膜，内外相应，一遇风、寒、暑、湿、燥、火六气之伤即发，伤酒伤食亦发……又必于潜伏为援之处，断其根株，须灸肺俞、膏肓、天突诸穴。"

（5）《杨敬斋针灸全书》："气喘急哮咳嗽，璇玑、膻中、中府、俞府、乳根、期门、太渊、足三里。"

（三）其他疗法

1.耳针

常用于发作期。取肺、肾、肾上腺、交感、定喘。每次选用2～3穴，或先用探穴器探测压痛点，针刺留针30分钟至1小时。

2.皮肤针

常用于发作期。叩刺项部和上背部皮肤，重点是两条膀胱经之间的区域。叩刺适应者能感到局部皮肤发热，呼吸可有不同程度的通畅感。

3.穴位注射

常用于缓解期。取 C_7～T_6 夹脊穴。①胎盘组织液：每次取穴一对，每穴注射 0.5～1 mL，由上而下，逐日更换。如第1次注射 C_7 夹脊穴，第2次注射 T_1 夹脊穴，以后依次类推，每天或隔天注射1次，20次为1个疗程。②维生素 B_1：用法基本同上，每次注射 0.5 mL。③维生素 B_{12}：用法同维生素 B_1。

4.穴位埋线

用"0"号羊肠线，在上背部 C_7～T_7，背正中线旁开约1寸处，定出等距离8个点为埋线穴位。操作时，用缝皮针，由上到下（或由下到上），如由第 1 点进针到第 2 点出针，将羊肠线埋于穴位内。再由第 3 点进针，到第 4 点出针，依次类推。

5.穴位敷贴

取大椎、肺俞、膏肓、璇玑、膻中，用白芥子 30 g、甘遂 15 g、细辛 15 g，共为细末，放在瓶中密封。使用时以生姜汁调成糊状，选 1～3 个腧穴，涂药面积似蚕豆大，持续 30 分钟至 1 小时后，擦掉药物，涂药时局部有热、麻、痛等感觉，局部皮肤发红，有时能起泡。起泡者将泡挑破，涂上甲紫溶液以免感染。此疗法常在夏季初伏、中伏各进行 1 次。此法适用于儿童，成年人亦可应用。

第七章

脾胃系病证的针灸治疗

第一节 呃　逆

呃逆是以患者自觉胸膈气逆,喉间呃呃连声,声短而频,不能自主为主要症状的一种病证。呃逆古称"哕""哕逆"。呃逆可单独发生,其症轻微,多持续数分钟至数小时后自愈;亦可继发于其他急慢性疾病的过程中,其症多重,可昼夜不停,或间歇发作,迁延数天至数月不愈。凡饮食不当,情志不遂或正气亏虚均可使胃失和降,气逆动膈而为呃逆。

西医学的单纯性膈肌痉挛及其他疾病如胃肠神经官能症、胃炎、胃扩张、胃癌、肝硬化晚期、脑血管病、尿毒症以及胃食管手术后等引起的膈肌痉挛属于本病范畴。

一、辨证

自觉气逆上冲,喉间呃呃连声,声短而频,不能自止。呃声或高或低,或疏或密,间歇时间不定。根据临床表现不同可将本病分为胃中寒冷、胃火上逆、肝气犯胃、脾胃阳虚、胃阴不足等证型。

(一)胃中寒冷

呃声沉缓有力,胸膈及胃脘不舒,得热则减,遇寒更甚,口淡纳呆,苔薄白,脉迟缓。

(二)胃火上逆

呃声洪亮有力,冲逆而出,口臭烦渴,喜冷饮,脘腹胀闷,便秘尿黄,舌红,苔黄燥,脉滑数。

（三）肝气犯胃

呃逆连声，常因情志不畅而诱发或加重，胸闷胁胀，脘腹痞满，嗳气纳呆，肠鸣矢气，苔薄白，脉弦。

（四）脾胃阳虚

呃声低长无力，气不得续，腹中冷痛，泛吐清水，脘腹不舒，喜温喜按，手足不温，食少乏力，便溏，舌质淡，苔薄白，脉细弱。

（五）胃阴不足

呃逆短促而不得续，口干咽燥，烦躁不安，不思饮食或食后饱胀，大便干结，舌质红，苔少而干，脉细数。

二、治疗

（一）针灸治疗

治则：和胃降逆止呃。以任脉、足阳明和手厥阴经穴位为主。

主穴：中脘、足三里、内关、膈俞。

配穴：胃寒者，加梁门；胃热者，加陷谷；肝气犯胃者，加期门、太冲；阳虚者，加气海、关元；阴虚者，加太溪。

操作：中脘、足三里穴按证型选用补泻法，内关、膈俞穴用平补平泻法。配穴按虚补实泻法操作。寒证可配艾灸。

方义：中脘为胃募穴，足三里为胃经合穴、下合穴，两穴同用，泻之能清热降气，补之能益气温中；膈俞利膈镇逆，内关和中解郁。

（二）其他治疗

耳针：选膈、交感、胃、肝、脾。毫针刺，强刺激。顽固性呃逆可用埋针法。

第二节　呕　吐

呕吐是指胃失和降，气逆于上，迫使胃中之物从口中吐出的一种病证。有声有物谓之呕，有物无声谓之吐，有声无物谓之干呕，临床上呕和吐常同时出现，故称呕吐。呕吐既可单独为患，亦可见于多种疾病。本病可由外感、内伤之邪，侵犯胃腑,致使胃失和降,胃气上逆所致。

西医学的急慢性胃炎、胃扩张、贲门痉挛、幽门痉挛、功能性消化不良、胃神经官能症、胆囊炎、胰腺炎、耳源性眩晕、晕动症等引起的呕吐属于本病范畴。

一、辨证

本病以呕吐食物、痰饮、水液,或干呕无物,一天数次,持续或反复发作为主要症状。临床常见有感受外邪、痰饮内阻、肝气犯胃和脾胃虚弱等型。

(一)感受外邪

寒邪客胃见呕吐清水或痰涎,食久乃吐,大便溏薄,头身疼痛,胸脘痞闷,喜暖畏寒,苔白,脉迟;热邪内蕴则食入即吐,呕吐酸苦热臭,大便燥结,口干而渴,喜寒恶热,苔黄,脉数。

(二)痰饮内阻

呕吐清水痰涎,脘闷纳差,头眩心悸,苔白腻,脉滑。

(三)肝气犯胃

呕吐每因情志不畅时发作,频频嗳气,平时多烦善怒,吞酸,苔薄白,脉数。

(四)脾胃虚弱

饮食稍有不慎,呕吐即易发作,时作时止,呕而无力,纳差便溏,面色不华,倦怠乏力,舌淡苔薄,脉弱无力。

二、治疗

(一)针灸治疗

治则:和胃降逆,行气止呕。以足阳明、手厥阴经穴位及相应募穴为主。

主穴:内关、足三里、中脘。

配穴:寒邪客胃者加上脘、胃俞;热邪内蕴者加合谷,并可用金津、玉液点刺出血;痰饮内阻者加膻中、丰隆;肝气犯胃者加阳陵泉、太冲;脾胃虚弱者加脾俞、胃俞。腹胀者加天枢;肠鸣者加脾俞、大肠俞;泛酸欲呕者加公孙;食滞者加梁门、天枢。

操作:毫针刺,平补平泻法。配穴按虚补实泻法操作;虚寒者,可加用艾灸。呕吐发作时,可在内关穴行强刺激并持续运针1～3分钟。

方义:内关为手厥阴经络穴,宽胸理气,降逆止呕;足三里为足阳明经合穴,疏理胃肠气机,通降胃气;中脘乃胃之募穴,理气和胃止呕。

(二)其他治疗

1.耳针

选胃、交感、肝、皮质下、神门,每次 2～3 穴,毫针刺,留针 20～30 分钟,或用埋针法,或贴压法。

2.穴位注射

选穴参照针灸治疗主穴。用维生素 B_1 或维生素 B_{12} 注射液,每穴注射 0.5～1 mL,每天或隔天 1 次。

第三节　泄　泻

泄泻亦称"腹泻",是指排便次数增多,粪便稀薄,或泻出如水样的病证。古人将大便溏薄者称为"泄",大便如水注者称为"泻"。由于感受外邪、饮食不节、情志所伤及脏腑虚弱等,使脾胃运化功能失调,肠道分清泌浊、传导功能失司所致。可按其发病缓急分为急性泄泻和慢性泄泻两类。

西医学的急慢性肠炎、肠结核、肠易激综合征、吸收不良综合征等属于本病的范畴。

一、辨证

(一)急性泄泻

主症:发病势急,病程短,大便次数多,小便减少。

感受寒湿:大便清稀,甚如水样,腹痛肠鸣,脘闷食少,舌淡,苔白腻,脉濡缓。

感受湿热:泄泻腹痛,泻下急迫,或泻而不爽,粪色黄褐,气味臭秽,肛门灼热,烦热口渴,小便短黄,舌红,苔黄腻,脉濡数。

食滞肠胃:腹痛肠鸣,臭腐如败卵,泻后痛减,伴有未消化的食物,嗳腐吞酸,不思饮食,苔垢浊或厚腻,脉滑。

(二)慢性泄泻

主症:起病缓,病程长,泻下势缓,泻出量少,常有反复发作的趋势。

脾胃虚弱:大便时溏时泻,迁延反复,完谷不化,饮食减少,食后脘闷不舒,稍进油腻食物,则大便次数明显增加,面色萎黄,神疲倦怠,舌淡苔白,脉细弱。

肝气乘脾:素有胸胁胀闷,嗳气食少,每因抑郁恼怒或情绪紧张时发生腹痛泄泻,腹中雷鸣,矢气频作,舌淡红,脉弦。

肾阳虚衰:黎明之前脐腹作痛,肠鸣即泻,泻下完谷,泻后则安,形寒肢冷,腰膝酸软,舌淡苔白,脉沉细。

二、治疗

(一)针灸治疗

1.急性泄泻

治则:除湿导滞,通调腑气。以足阳明、足太阴经穴位为主。

主穴:天枢、上巨虚、阴陵泉、水分。

配穴:感受寒湿者加神阙,感受湿热者加内庭,饮食停滞者加中脘。

操作:毫针刺,用泻法。神阙用隔姜灸法。

方义:天枢为大肠募穴,可调理肠胃气机;上巨虚为大肠下合穴,可运化湿滞,取"合治内腑"之意;阴陵泉可健脾化湿;水分可利小便而实大便。

2.慢性泄泻

治则:健脾温肾,固本止泻。以任脉及足阳明、足太阴经穴位为主。

主穴:神阙、天枢、足三里、公孙。

配穴:脾气虚弱者加脾俞、太白;肝气郁结者加太冲;肾阳不足者加肾俞、命门。

操作:神阙用灸法;天枢用平补平泻法;足三里、公孙用补法。配穴按虚补实泻法操作。

方义:灸神阙可温补元阳,固本止泻;天枢为大肠募穴,能调理肠胃气机;足三里、公孙可健脾益胃。

(二)其他治疗

1.耳针

选大肠、小肠、脾、胃、肝、肾、交感,每次取3～4穴,毫针刺,中等刺激。亦可埋耳针或用贴压法。

2.穴位注射

选天枢、上巨虚,用小檗碱注射液,或用维生素 B_1 或维生素 B_{12} 注射液,每穴注射0.5～1 mL,每天或隔天1次。

第四节　便　　秘

便秘是指大便秘结不通,粪便干燥艰涩难解,常常数天一行,甚至非用泻药、栓剂或灌肠不能排便的一种病证。多由大肠积热,或气滞,或寒凝,或阴阳气血亏虚,使大肠的传导功能失常,糟粕不行,凝结肠道而致。

西医学的习惯性便秘、全身衰弱致排便动力减弱引起的便秘以及肠神经官能症、肠道炎症恢复期肠蠕动减弱引起的便秘,肛裂、痔疮、直肠炎等肛门直肠疾病引起的便秘以及药物引起的便秘等属于本病的范畴。

一、辨证

大便秘结不通,排便艰涩难解,常常数天一行。根据临床表现不同可分为热秘、气秘、虚秘、寒秘等证型。

(一)热秘

大便干结,腹胀腹痛,面红身热,口干心烦,口臭,喜冷饮,小便短赤,舌红,苔黄或黄燥,脉滑数。

(二)气秘

欲便不得,嗳气频作,腹中胀痛,遇情志不畅则便秘加重,纳食减少,胸胁痞满,口苦,苔薄腻,脉弦。

(三)虚秘

气虚见大便秘结,临厕努挣,挣则汗出气短,便后疲乏,大便并不干硬,神疲气怯,舌淡嫩,苔薄,脉虚细;血虚见面色无华,头晕心悸,唇舌色淡,脉细。

(四)寒秘

大便艰涩,排出困难,小便清长,腹中冷痛,四肢不温,畏寒喜暖,舌淡苔白,脉沉迟。

二、治疗

(一)针灸治疗

治则:调理肠胃,行滞通便。以足阳明、手少阳经穴位为主。

主穴:天枢、支沟、水道、归来、丰隆。

配穴：热秘者加合谷、内庭；气秘者加太冲、中脘；气虚者加脾俞、气海；血虚者加足三里、三阴交；寒秘者加神阙、关元。

操作：主穴用毫针泻法。配穴按虚补实泻法操作，神阙、关元用灸法。

方义：天枢为大肠募穴，可疏通大肠腑气，腑气通则大肠传导功能正常；支沟可宣通三焦气机，三焦之气通畅则腑气通调；水道、归来、丰隆可调理肠胃、行滞通腑。

(二)其他治疗

1.耳针

选大肠、直肠、交感、皮质下，毫针刺，中等强度或弱刺激，或用贴压法。

2.穴位注射

选穴参照针灸治疗主穴，用生理盐水，或维生素 B_1 或维生素 B_{12} 注射液，每穴注射 0.5～1 mL，每天或隔天 1 次。

第八章

肾系病证的针灸治疗

第一节 水 肿

水肿是指体内水液滞留,泛滥肌肤,引起头面、眼睑、四肢、腹背甚至全身水肿的一种病证,严重者还可伴有胸腔积液、腹水等。本证又名水气,可分为阴水和阳水两大类。阳水发病较急,多从头面部先肿,肿势以腰部以上为著;阴水发病较缓,多从足跗先肿,肿势以腰部以下为显。

本证常见于西医学中的急慢性肾炎、充血性心力衰竭、肝硬化以及营养障碍等疾病。

一、病因病机

本证多因三焦气化失职、气机不利、水液停滞、排泄失常、渗于肌肤而发病。

(一)风水相搏

肺为水之上源,又主一身之表,外合皮毛。风邪侵袭,肺失宣肃,不能通调水道,下输膀胱,以致风遏水阻,风水相搏,流溢于肌肤,发为水肿(阳水)。

(二)脾虚湿困

脾主运化,喜燥恶湿。如居处潮湿,或涉水冒雨,水湿之气内侵,或平素酒食不节,生冷太过,湿蕴于中,脾为湿困,健运失司,不能升清降浊,以致水湿不得下行,泛于肌肤,而成水肿(阴水)。

(三)阳虚水泛

生育不节,房劳过度,肾气内伤,或劳倦伤脾,日久脾肾俱虚,肾虚则开阖不利,不能化气行水,以致水液停聚,泛滥于肌肤,形成水肿(阴水)。

二、辨证

(一)阳水

证候：多为急性发作，初起面目微肿，继则遍及全身，皮肤光泽，按之凹陷易复，胸中烦闷甚则呼吸急促，小便短少而黄，伴有恶寒发热，咽痛，苔白滑或腻，脉浮滑或滑数。

治法：疏风利水。

(二)阴水

证候：发病多由渐而始，初起足跗微肿，继而腹背面部等渐见水肿，按之凹陷恢复较难，肿势时起时消，气色晦滞，小便清利或短涩。脾虚者兼见脘闷纳少，大便溏泄。肾虚者兼见喜暖畏寒，肢冷神疲，腰膝酸软，脉沉细或迟，舌淡苔白。

治法：温阳利水。

三、治疗

(一)针灸治疗

1.阳水

取穴：肺俞、列缺、合谷、三焦俞。

配穴：恶寒甚者，加偏历。发热甚者，加曲池。咽痛者，加少商。面部肿甚者，加水沟。

刺灸方法：针用泻法。

方义：取肺俞以宣肺疏风，通调水道。列缺、合谷为原络相配，可疏解表邪。三焦俞调整气化，通利水道。

2.阴水

取穴：脾俞、肾俞、三焦俞、水分。

配穴：脾虚者，加中脘、足三里、天枢。肾虚者，加灸关元、命门。

刺灸方法：针用补法，可加灸。

方义：补脾俞、肾俞可温中助阳以化气利水。三焦俞通调水道以利水下行。水分可分利水邪，利尿行水。

(二)其他疗法

1.耳针

取肺、脾、肾、膀胱，毫针中度刺激，留针30分钟，每天1次，或埋针或埋王不留行籽贴压刺激,每3~5天更换1次。

2.穴位敷贴

用车前子10 g研细末,与独头蒜5枚、田螺4个共捣,敷神阙。或用蓖麻籽50粒,薤白3~5个,共捣烂敷涌泉。每天1次,连敷数次。

第二节　淋　证

淋证是以小便频急、淋沥不尽、尿道涩痛、小腹拘急、痛引腰腹为主要表现的病证。中医历代对淋证分类有所不同,本节分为热淋、气淋、血淋、膏淋、石淋、劳淋6种。

本证多见于西医学的泌尿系统感染、泌尿系统结石、泌尿系统肿瘤以及乳糜尿等。

一、病因病机

本证病在肾和膀胱,多因湿热蕴结下焦、脾肾亏虚、肝郁气滞等引起。

(一)湿热下注

过食辛热,或嗜酒肥甘,酿成湿热,下注膀胱发为热淋;若湿热蕴积,尿液受其煎熬,日积月累,尿中杂质结为砂石,则为石淋;若湿热蕴结于下,以致气化不利,清浊不分,小便如脂如膏,则为膏淋;若热盛伤络,迫血妄行,小便涩痛有血,则为血淋。

(二)脾肾亏虚

久淋不愈,湿热耗伤正气,或年老、久病体弱以及劳累过度,房事不节,均可致脾肾亏虚。如遇劳即小便淋沥者,则为劳淋;中气不足,气虚下陷者,则为虚证气淋;脾肾亏虚,下元不固,不能制约脂液,脂液下泄,尿液浑浊,则为虚证膏淋;肾阴亏虚,虚火扰络,尿中夹血,则为虚证血淋。

(三)肝郁气滞

恼怒伤肝,气郁化火,或气火郁于下焦,膀胱气化不利,则少腹作胀,而发为实证气淋。

二、辨证

(一)热淋

证候:小便频急,灼热涩痛,尿色黄赤,少腹拘急胀痛,或有恶寒发热,口苦,呕恶,或有腰痛拒按,或有大便秘结,苔黄腻,脉滑数。

治法:清热利湿通淋。

(二)石淋

证候:小便艰涩,尿中时夹砂石,或排尿时突然中断,尿道窘迫疼痛,少腹拘急,或腰腹绞痛难忍,尿中带血。湿热下注者,兼见大便干结,舌红,苔薄黄,脉弦或带数。若痛久砂石不去,腰腹隐痛,排尿无力,小腹坠胀,可伴见面色少华,精神委顿,少气乏力,舌淡边有齿印,脉细而弱,此为肾气亏虚。若眩晕耳鸣,腰膝酸软,手足心热,舌红少苔,脉细数,为肾阴亏虚。病久下焦瘀滞者,见舌紫暗或有瘀斑,脉细涩。

治法:通淋排石。

(三)气淋

证候:肝郁气滞者,小便涩滞,淋沥不畅,少腹满痛,苔薄白,脉多沉弦。中气下陷者,少腹坠胀,尿有余沥,面色㿠白,舌淡,脉虚细无力。

治法:肝郁气滞者利气疏导,中气下陷者补中益气。

(四)血淋

证候:湿热下注者,可见小便热涩刺痛,尿色深红,或夹有血块,伴发热,心烦口渴,腰痛,大便秘结,苔黄,脉滑数。肾阴亏虚者,可见小便涩痛较轻,尿色淡红,腰膝酸软,神疲乏力,头晕耳鸣,舌淡红,脉细数。

治法:湿热下注者清热利湿,通淋止血;肾阴亏虚者滋阴补肾,清热止血。

(五)膏淋

证候:湿热下注者,小便浑浊如米泔水,置之沉淀如絮状,上有浮油如脂,或夹有凝块,或混有血液,尿道热涩疼痛,舌红,苔黄腻,脉濡数。脾肾两虚者表现为病久不已,反复发作,小便浑浊如米泔水,尿道涩痛不甚,形体日渐消瘦,神疲无力,腰膝酸软,舌淡,苔腻,脉细弱无力。

治法:湿热下注者清热利湿,分清泄浊;脾肾两虚者益气升陷,补虚固涩。

(六)劳淋

证候:小便不甚赤涩,但淋沥不已,时作时止,遇劳即发,腰膝酸软,神疲乏力,舌淡,脉虚细弱。

治法:健脾益肾,利尿通淋。

三、治疗

(一)针灸治疗

1.热淋

取穴:膀胱俞、中极、阴陵泉、行间。

配穴:恶寒发热者,加合谷、列缺。便秘甚者,加支沟。

刺灸方法:针用泻法。

方义:膀胱俞、中极为俞募配穴法,以疏利膀胱气机;阴陵泉通利小便,疏通气机;取肝经荥穴行间,泻热而定痛。

2.石淋

取穴:膀胱俞、中极、秩边、委阳、然谷。

配穴:湿热下注者,加阴陵泉、三焦俞;肾气亏虚者,加肾俞、关元、足三里;肾阴亏虚者,加肾俞、太溪、照海;下焦瘀滞者,加气海、膈俞;腰腹急痛甚者,加水沟。

刺灸方法:实证针用泻法,虚证针用补法,秩边透水道。

方义:膀胱俞、中极方义同"热淋"。秩边透水道,配合委阳、然谷具有通淋排石止痛之功;加阴陵泉、三焦俞以清热利湿;加肾俞、关元、足三里可益肾补气;加肾俞、太溪、照海可滋肾补阴;取气海、膈俞以理气活血祛瘀。

3.气淋

取穴:膀胱俞、中极、秩边。

配穴:肝郁气滞者,加肝俞、太冲、间使;中气下陷者,加气海、足三里。

刺灸方法:实证针用泻法,虚证针用补法,秩边透水道。

方义:膀胱俞、中极方义同"热淋"。秩边可理气通淋,肝俞、太冲、间使可疏肝理气,气海、足三里可健脾益气。

4.血淋

取穴:膀胱俞、中极、血海、三阴交。

配穴:湿热下注者,加少府、劳宫;肾阴亏虚者,加复溜、太溪、肾俞。

刺灸方法:实证针用泻法,虚证针用补法。

方义:膀胱俞、中极方义同"热淋"。血海、三阴交可清利湿热,凉血止血;加少府、劳宫可清热除烦;加复溜、太溪、肾俞可滋肾养阴。

5.膏淋

取穴：膀胱俞、中极、阴陵泉、三阴交。

配穴：湿热下注者，加行间；脾肾两虚者，加气海、肾俞、命门、脾俞；小便混浊如膏者，加灸气海俞、百会。

刺灸方法：实证针用泻法，虚证针用补法。

方义：膀胱俞、中极方义同"热淋"。阴陵泉、三阴交既可分清泌浊、清利湿热，又可滋补脾肾、补虚固涩；加行间增强清热力量；加气海、肾俞、命门、脾俞以补益脾肾。

6.劳淋

取穴：膀胱俞、中极、脾俞、肾俞、命门、关元、足三里。

配穴：心悸气短者，加内关。

刺灸方法：针用补泻兼施法。

方义：膀胱俞、中极方义同"热淋"。取脾俞、肾俞、命门、关元、足三里可补益脾肾，益气通淋。

(二)其他疗法

1.耳针

取膀胱、肾、交感、肾上腺，每次选 2～4 穴，毫针强刺激，留针 20～30 分钟，每天 1 次。

2.皮肤针

取三阴交、曲泉、关元、曲骨、归来、水道、腹股沟部、L_2～S_4 夹脊穴，用皮肤针叩打至皮肤红润为度。

3.电针

取肾俞、三阴交，毫针刺入后予高频脉冲电流刺激 5～10 分钟。

第三节　癃　闭

癃闭是以排尿困难、尿量减少，甚至小便闭塞不通为主要表现的一种病证。"癃"是指小便不利，点滴而下，病势较缓；"闭"是指小便不通，欲溲不下，病势较急。癃与闭常合称癃闭。多见于产后妇女、手术后患者及老年男性。由于外邪侵袭、饮食不节、情志内伤、久病体虚、外伤等引起肾和膀胱气化失司所导致。

西医学的膀胱、尿道器质性和功能性病变及前列腺疾病等所造成的排尿困难和尿潴留均属本病范畴。

一、辨证

本病起病可突然发作,或逐渐形成。症见小便不通,少腹胀大,少腹急痛,烦躁不安等。病情严重时,还可见头晕、头痛、恶心、呕吐、胸闷、喘促、水肿,甚至神昏等。根据其临床表现可分为湿热内蕴、肝郁气滞、瘀浊闭阻和脾肾亏虚型。

(一)湿热内蕴

小便闭塞不通,努责无效,小腹胀急而痛,烦躁口渴,或口渴不欲饮,或大便不畅,舌质红,苔黄腻。

(二)肝郁气滞

小便不通或通而不畅,多烦善怒,胁腹胀满疼痛,舌红,苔黄,脉弦。

(三)瘀浊闭阻

多有外伤或手术损伤病史。小便不通或通而不畅,小腹满痛,舌紫暗或有瘀点,脉涩。

(四)脾肾亏虚

小便淋沥不爽,排出无力,甚至点滴不通,精神疲惫,气短纳差,大便不坚,小腹坠胀,腰膝酸软,畏寒乏力,舌质淡,脉沉细。

二、治疗

(一)针灸治疗

治则:调理膀胱,行气通闭。以任脉、足太阳及足太阴经穴位为主。

主穴:秩边、三阴交、关元、中极、膀胱俞、三焦俞、肾俞。

配穴:湿热内蕴者,加委阳、尺泽;肝郁气滞者,加太冲、大敦;瘀血阻滞者,加曲骨、次髎、血海;中气不足者,加气海、脾俞、足三里;肾气亏虚者,加太溪、复溜。

操作:毫针刺,实证用泻法,虚证用补法。

方义:秩边为膀胱经穴,可调理膀胱;三阴交可通调足三阴经气血,消除瘀滞;关元为任脉与足三阴经交会穴,中极为膀胱募穴,中极配膀胱之背俞穴,俞募相配,关元透中极,均能起到鼓舞膀胱气化功能的作用;三焦俞通调三焦,配肾俞可促进膀胱气化功能。

(二)其他治疗

1.耳针

选肾、膀胱、肺、肝、脾、三焦、交感、神门、皮质下、腰骶椎。每次选 3～5 穴，用毫针中强刺激，或用揿针埋藏，或用王不留行籽贴压。

2.穴位敷贴

选神阙穴。用葱白、冰片、田螺或鲜青蒿、甘草、甘遂各适量，混合捣烂后敷于脐部，外用纱布固定，加热敷。

3.取嚏或探吐

用消毒棉签，向鼻中取嚏或喉中探吐；也有用皂角粉末 0.3～0.6 g 吹鼻取嚏。

4.电针

取双侧维道，沿皮刺，针尖向曲骨透刺 2～3 寸，通脉冲电 15～30 分钟。

第四节 遗 精

遗精是指不因性生活而精液频繁遗泄的病证，若有梦而遗精，称为梦遗；无梦而遗精，甚至清醒时精液流出，称滑精。未婚或已婚后与妻子分居的男子，每月遗精 4 次以下者，多属正常现象。

西医学中的男子性功能障碍、前列腺炎等引起的遗精，一般可参考本节内容辨证论治。

一、病因病机

本证的发生多因阴虚火旺、心脾亏损、湿热下注等，以致肾失封藏所致。

(一)阴虚火旺

心肾相交，水火相济；若肾阴不足，心火偏亢，扰动精室，则发为遗精。

(二)湿热下注

过食肥甘辛辣，损伤脾肾，蕴湿生热，下扰精室，引致遗精。

(三)心脾两虚

劳神太过，思慕不已，耗伤心脾，心虚则神浮不定，脾虚则气陷不摄，终致遗精。

（四）肾虚不固

恣情纵欲，房事无度，或手淫频繁，致肾精亏虚，精关不固，发为遗精。

二、辨证

（一）阴虚火旺

证候：梦中遗精，夜寐不宁，头昏头晕，耳鸣目眩，心悸易惊，神疲乏力，或见尿少色黄，舌尖偏红，苔少，脉细数。

治法：滋阴降火摄精。

（二）湿热下注

证候：多梦遗精频作，尿后常有精液外流，尿色黄，尿时不爽或有灼热，口干苦，渴不多饮，舌红，苔黄腻，脉濡数。

治法：清热利湿固精。

（三）心脾两虚

证候：遗精遇思虑或劳累过度而作，头晕失眠，心悸健忘，食少便溏，面色萎黄，舌淡，脉细弱。

治法：养心健脾固精。

（四）肾虚不固

证候：遗精频作，甚则滑精，面色少华，精神萎靡，头晕目眩，耳鸣，腰膝酸软。肾阳虚者兼见畏寒肢冷，阳痿早泄，舌淡，苔薄白，脉沉细弱。

治法：补肾固精。

三、治疗

（一）针灸治疗

1.阴虚火旺

取穴：心俞、神门、志室、中极、三阴交。

配穴：相火偏旺阳事易兴者，加太冲、阳陵泉。

刺灸方法：针用补泻兼施法。

方义：泻心俞清泻君火，泻神门宁心安神；志室、中极既能益肾固精，又能清泻相火；三阴交属肝、脾、肾三经之会，能益阴以和阳，协调阴阳之平衡。

2.湿热下注

取穴：膀胱俞、中极、次髎、肾俞、阴陵泉、行间。

配穴:尿时不爽者,加三阴交。

刺灸方法:针用泻法。

方义:膀胱俞、中极为俞募配穴,加次髎以清利下焦湿热;取肾俞补肾固摄;阴陵泉、行间泻之能清热利湿。

3.心脾两虚

取穴:心俞、脾俞、三阴交、神门、肾俞、中极。

配穴:头晕者,加风池;心悸者,加内关;食少便溏者,加足三里。

刺灸方法:针用补法,可加灸。

方义:心俞、脾俞养心健脾;三阴交、神门可健脾益气,安神定志;肾俞、中极可固精止遗。

4.肾虚不固

取穴:肾俞、志室、中极、太溪。

配穴:伴早泄者,加关元。

刺灸方法:针用补法,可加灸。

方义:取肾俞、志室补肾益气,封藏精室;补中极更能固摄精气;太溪滋补肾中之元阳和元阴。

(二)其他疗法

1.耳针

取内生殖器、内分泌、神门、肝、肾,每次选 1～4 穴,毫针中度刺激,留针 5～30 分钟,每天 1 次,或采用埋针刺激。

2.皮肤针

取心俞、肾俞、志室、关元、中极、三阴交、太溪,或取腰骶两侧夹脊穴及足三阴经膝关节以下的经穴,用皮肤针叩打皮肤呈轻度红晕,每晚 1 次。

3.穴位注射

取中极、关元,选用维生素 B_1 或维生素 B_{12} 注射液,每穴注射 0.5 mL,隔天或每天 1 次,10 次为 1 疗程。

4.穴位埋线

取关元、中极、肾俞、三阴交,每次选用 2 穴,用 0～1 号羊肠线埋入,每 2 周 1 次。

第五节　阳　痿

阳痿是指性功能衰退的男性出现阳事不举或临房举而不坚之证。
本证可见于西医学的男子性功能障碍及某些慢性虚弱疾病。

一、病因病机

本证多由命门火衰、肝肾亏虚、思虑过度、惊恐等引起,亦有湿热下注、宗筋松弛而致者,但较为少见。

(一)命门火衰

房事不节,或手淫过度,肾阳亏虚,无力鼓动,而致阳痿。

(二)心脾两虚

思虑过度,损伤心脾,气血不足,宗筋痿软,以致阳事不举。

(三)惊恐伤肾

房事之中,卒受惊恐,或焦躁不安,气机受阻,以致阳痿。

(四)湿热下注

湿热蕴结,下注宗筋,致使宗筋痿软不举。

二、辨证

(一)命门火衰

证候:症见阳痿,面色㿠白,腰酸足软,头晕目眩,精神萎靡,甚至周身怕冷,食欲减退,舌淡,苔白,脉沉细。

治法:补肾壮阳。

(二)心脾两虚

证候:症见阳痿,伴有面色萎黄,食欲缺乏,精神倦怠,周身肢体酸软无力,舌淡,苔薄白,脉细弱。

治法:补益心脾。

(三)惊恐伤肾

证候:症见阳痿,精神抑郁或焦躁紧张,胆小多疑,心悸失眠,苔薄腻,脉沉细。

治法:益肾宁神。

(四)湿热下注

证候:阴茎痿软,勃而不坚,阴囊潮湿气臊,下肢酸重,尿黄,舌红,苔黄腻,脉滑数。

治法:清热化湿。

三、治疗

(一)针灸治疗

1.命门火衰

取穴:肾俞、命门、关元、中极、三阴交。

配穴:头昏目眩者,加风池。

刺灸方法:针用补法,可加灸。

方义:肾俞、命门用补法加温灸,以补肾中元阳,壮命门之火;取任脉关元、中极能直接兴奋宗筋,温下元之气;补三阴交益肝肾,以治其本。

2.心脾两虚

取穴:心俞、脾俞、肾俞、关元、足三里、三阴交。

配穴:夜寐不宁者,加神门;心悸怔忡者,加内关。

刺灸方法:针用补法。

方义:取心俞、脾俞补益心脾气血;肾俞为肾气转输之处,可益肾气,滋肾阴;关元乃足三阴与任脉之会,三焦之气所生之地,可培肾固本,补益元气,强壮宗筋;足三里补益脾胃之气,健旺生化之源;三阴交补益肝肾之阴。

3.惊恐伤肾

取穴:心俞、肾俞、神门、气海、三阴交。

配穴:胆怯易惊者,加间使。

刺灸方法:针用补法。

方义:取心俞以养心调神;肾俞补肾益气;神门宁心安神;气海调下元气机,补益肾中元气;三阴交补益肝肾之阴。

4.湿热下注

取穴:中极、三阴交、曲泉、行间。

配穴:阴囊潮湿气躁者,加阴陵泉、蠡沟。

刺灸方法:针用泻法。

方义：中极、三阴交可利湿清热，曲泉、行间清热利宗筋。

（二）其他疗法

1.耳针

取外生殖器、内生殖器、内分泌、肾，每次选2～4穴，毫针中度刺激，留针5～15分钟，每天或隔天1次，或埋针按压刺激。

2.电针

取八髎、然谷或关元、三阴交，两组穴位交替使用，针刺后通低频脉冲电流3～5分钟，每天或隔天1次，10次为1疗程。

3.穴位注射

取关元、中极、肾俞，每次选2穴，药物采用维生素 B_1 150 mg 或维生素 B_{12} 0.1 mg，或丙酸睾酮 5 mg 或当归注射液等，每穴注射 0.5 mL，隔天1次，10次为1疗程。

4.穴位埋线

取肾俞、关元、三阴交、中极，每次选1～3穴，用0～1号羊肠线按常规操作埋入穴内，每隔1个月或1个半月埋线1次。

第九章

骨科疾病的推拿治疗

第一节　颈　椎　病

颈椎病又称颈椎综合征,为中老年人的常见病、多发病。本病是由于颈部受劳损、外伤、风寒湿等引起颈椎间盘及其附体组织产生退行性变,而致脊柱内外平衡失调,刺激和压迫颈神经根、脊髓和颈部的交感神经、椎动脉,而出现一系列症状的综合征。轻者颈项部疼痛、头颈部活动失灵,或肩背及上肢放射性疼痛麻木,重者颈脊髓受压可致肢体瘫痪、无力,甚至大小便失禁等。目前,对本病的治疗多采用非手术疗法,以推拿、牵引疗法最为有效,也较为患者所接受。

一、诊断要点

(1)有慢性劳损或外伤史或有颈椎先天性畸形、颈椎退行性病变。

(2)多发于 40 岁以上中年人,长期低头工作者或习惯于长时间看电视、录像者,往往呈慢性发病。

(3)颈、肩背疼痛,头痛头晕,颈部板硬,上肢麻木。

(4)颈部活动功能受限,病变颈椎棘突,患侧肩胛骨内上角常有压痛,可摸到条索状硬结,可有上肢肌力减弱和肌肉萎缩,臂丛牵拉试验阳性,压头试验阳性。

(5)X 线正位摄片显示,钩椎关节增生,张口位可有齿状突偏歪,侧位摄片显示颈椎曲度变直,椎间隙变窄,有骨质增生或韧带钙化,斜位摄片可见椎间孔变小。CT 及 MRI 检查对定性定位诊断有意义。

二、证候分型

(一)风寒湿型

颈、肩、上肢串痛麻木,以痛为主,头有沉重感,颈部僵硬,活动不利,恶寒畏风。舌淡红,苔薄白,脉弦紧。

(二)气滞血瘀

颈肩部、上肢刺痛,痛处固定,伴有肢体麻木。舌质暗,脉弦。

(三)痰湿阻络

头晕目眩,头重如裹,四肢麻木不仁,纳呆。舌暗红,苔厚腻,脉弦滑。

(四)肝肾不足

眩晕头痛,耳鸣耳聋,失眠多梦,肢体麻木,面红目赤。舌红少津,脉弦。

(五)气血亏虚

头晕目眩,面色苍白。心悸气短,四肢麻木,倦怠乏力。舌淡苔少,脉细弱。

三、临床分类

(一)颈型

枕颈部痛,颈活动受限,颈肌僵硬,有相应压痛点。X 线片示颈椎生理弧度在病变节段改变。

(二)神经根型

颈痛伴上肢放射痛,颈后伸时加重,受压神经根皮肤节段分布区感觉减弱,腱反射异常,肌萎缩,肌力减退,颈活动受限,牵拉试验、压头试验阳性。颈椎 X 线示椎体增生,钩椎关节增生明显,椎间隙变窄,椎间孔变小。CT 可见椎体后赘生物及神经根管变窄。

(三)脊髓型

早期下肢发紧,行走不稳,如履沙滩,晚期一侧下肢或四肢瘫痪,二便失禁或尿潴留。受压脊髓节段以下感觉障碍,肌张力增高,反射亢进,锥体束征阳性。X 线片示椎间隙狭窄,椎体后缘增生较严重并突入椎管。CT、MRI 检查示椎管变窄,椎体后缘增生物或椎间盘膨出压迫脊髓。

(四)椎动脉型

头痛,眩晕,耳鸣,耳聋,视物不清,有体位性猝倒,颈椎侧弯后伸时,症状加重。X 线片示横突间距变小,钩椎关节增生。CT 检查可显示左右横突孔大小不对称,一侧相对狭窄。椎动脉造影见椎动脉迂曲,变细或完全梗阻。

(五)交感神经型

眼睑无力,视力模糊,瞳孔扩大,眼窝胀痛,流泪,头痛,偏头痛,头晕,枕颈痛,心动过速或过缓,心前区痛,血压增高,四肢凉或手指发红发热,一侧肢体多汗或少汗等。X线片见钩椎增生,椎间孔变狭窄,颈椎生理弧度改变或有不同程度错位。椎动脉造影有受压现象。

(六)混合型

指出现上述两型或两型以上症状者。

四、推拿治疗

(一)治则

舒筋通络,活血化瘀,理筋整复。

(二)手法

一指禅推法、㨰法、按法、揉法、拿法、点法、摇法、扳法、拔伸法、拨法、理筋法、按压法、复位法、搓法、抖法、颈牵引法等。

(三)取穴

风池、大椎、天柱、肩井、天宗、秉风、肩内俞、肩外俞、印堂、太阳、百会、角孙、头维、手三里、曲池、内关、外关、合谷等。

(四)操作方法

(1)患者取坐位,术者位于其后侧方,用一指禅推法于风池、沿颈项天柱、大椎、肩井两侧诸穴,自上而下,由一侧到另一侧,反复进行操作治疗1~3分钟。继用拇指与示、中指腹面着力拿按风池、颈项两侧天柱、肩井诸穴,反复操作1~3遍,续用拇指按揉大椎、肩井、天宗、秉风、肩内俞、肩外俞等穴1分钟左右。

(2)接上势,术者用一手拇指与其余四指腹面扶持前额部,另一手用㨰法施于颈部后方及两侧,在操作同时嘱患者头颈前屈后伸及左右扳旋被动动作1~3次;继用一手掌面拖住下颌部,用另一手拇指与其余四指张开成八字形握持枕骨下方,双手同时用力向上拔伸,并做头颈前屈后伸动作1~3次,续用一手掌面托持下颌部,用另一手掌面按于头顶后方,两手夹住头部,相对用力做顺或逆时针方向摇动头颈各1~3次,与其同时做快速进行扳颈法左右各1次。

(3)接前势,术者位于其前方,用双手拇指螺纹面按揉印堂,上推、分推、合推印堂及前额部至太阳穴,反复操作1分钟左右。继用一拇指按揉头顶部百会穴,两侧头维、角孙穴等反复1分钟左右。

(4)接上势,术者位于其身后,用一手拇指与其余四指张开扶住前额部,用另一手指掌面着力于前发际头顶部,五指分开,拿五经(督脉经、膀胱经、胆经),自前发际始拿至头顶、枕骨下方风池到颈后部,往返操作 3~5 遍,然后用勾法,术者用两手拇指腹面和示、中指端螺纹面着力,以示、中指重叠按揉太阳穴,经过头维、角孙,耳后勾抹至两侧风池穴,颈后部,往返操作 1~3 遍。

(5)接上势,术者位于其一侧,用拇指按、揉、拿肩俞、曲池、手三里、内关、外关、合谷,用捻法、抹法、理筋法施于手指部,然后搓、抖上肢结束,时间 1 分钟左右。

(6)颈椎旋转复位法(根据病症选择应用)。①单人复位法:以患者颈椎棘突右偏歪为例。患者端坐于前方凳上(凳高 10~15 cm),术者站于其背后偏右,嘱患者思想放松,做头颈部前屈<35°,再做旋侧偏<45°,术者用右手肘弯部挟持其下颌部或用右手拇指与其余四指分开托持患者下颌部,此时以前胸部顶住其头部,防止头颈移位。以左手拇指顶推偏歪棘突下角外方,用托颌之肘上拔右旋头颈,待觉患椎处张力适宜时施法,此时,使推偏之指、上拔旋扳之肘三力协同一致,作用于一点(患椎)。此时可觉指下移动,听到"咯嗒"声,手法成功。再以头颈拔伸法,理筋压平,拿按,搓拍结束手法操作。②双人复位法:患者以棘突右偏为例。患者端坐于低方凳上,术者位于其后偏右,嘱患者身体放松,头颈部前屈<35°,右旋侧偏<45°,助手位于其头前方,用左手指掌面按压患者颞部,用右手扶住其左肩部。术者用左手拇指顶推偏歪棘突,用右手指掌面托住其下颌面颊部,向上用力沿头顶矢状径上旋扳动。此时,助手下压头部力、术者拇指顶推力和手指掌上托旋扳力,三力协调一致,突发进行扳旋复位动作,拇指下可有移动感,听到"咯嗒"清脆声,手法成功。收功手法,同单人复位法。

(7)手法牵引。①仰卧位手法牵引:患者仰卧于治疗床上,其头部稍露出床边,思想放松。术者坐于其头顶前方,用一手或两手四指指腹着力按揉颈项后方及两侧上下往返进行,以天柱、人迎、风池、大椎诸穴为点。继以揉、分推、按印堂、太阳、百会诸穴 1 分钟左右。继用一手托住其枕后部,以另一手掌托住下颌部,利用术者双手臂和上身后倾的牵引力量,垂直牵引 2~3 分钟。在牵引过程中,可将头颈部做前屈后伸及左右侧偏转动,往返 1~3 次。若有颈椎棘突偏歪者,可以拇指顶推偏歪棘突下角,可达牵偏矫正异常生理弧度,使小关节扭错复位,减轻神经根受刺激或压迫症状。上述操作法,根据病情需要可重复 1~2 遍。②坐位手法牵引:患者坐位,术者位于侧方或后方,用一手掌指面托于其下颌部,另一手指长托于枕骨下方,或用双手掌指与拇指着力分别于下颌角两侧前方(腮部)和枕骨后下方,或用一手肘窝托住下颌部,前臂环抱头部,另一指掌置于枕骨下方,然后将头部徐徐向上拔伸牵引,并做头颈前屈后伸及左右旋转动作,反复操作3~5分钟。

(五)随症加减

(1)如头顶转侧活动有牵拉掣痛,肌筋、韧带粗硬压痛者,在其痛处用拇指螺纹面按揉数次,再顺其筋脉走行方向做弹拨理筋平复手法,反复操作1~3次。

(2)如有头昏、眩晕、胸闷、心悸、心慌甚者,加按揉内关、神门,揉按膻中,擦上胸,揉按百会、心俞诸穴1~3分钟。

(3)伴有齿环关节或寰枢关节或小关节错缝或错位或半脱位者,在病变部先用一指禅推法、揉法、按法、摇法松解肌肉紧张度,缓解痉痛,再施之单人复位法,整复矫正。

(4)因颈椎骨质增生导致咽喉部有异物感、吞咽有阻塞感、咳嗽音哑、咽干、咽痒等,在其颈前部施拿捏、拿揉、推抹、按揉诸法于廉泉、天突、人迎、水突、大迎、扶突、喉结、阿是穴等,反复操作1~3分钟,继以拔伸头颈,牵引配合做颈前屈及左右推扳法各1~2次。

(5)颈椎病伴有位置性眩晕头昏头痛、恶心、欲吐者,嘱患者仰卧位治疗,用一指禅推,揉印堂、太阳、内关、百会,拿按风池及肩颈,擦胸,揉膻中,反复操作3~5分钟。若有椎间孔变小狭窄或椎体移位,或错位者,继用拔伸头颈部,牵引并做前屈后伸及左右转侧活动,手法要轻巧,用力宜轻,动作幅度宜小,尤为老年体虚者,应用要细心谨慎。

(6)如一侧或两侧上肢有放射性痛麻,拿物负重则症状加剧,握力减退、肌张力松弛者,施用推揉法、拿揉法、擦法、按法于天鼎、缺盆、肩贞、肩髃、曲池、手三里、小海、内关、外关、合谷诸穴,反复操作1~3分钟,继用手指理筋法,搓抖上肢结束治疗。

(7)有脊髓压迫症,出现一侧或两侧下肢症状者,加沿督脉、足太阳膀胱经、足阳明胃经、足少阳胆经诸经向下用擦法、推法、拿法等,反复操作1~3分钟,然后拿委中、承山,按揉阳陵泉,揉小腹部,擦腰骶至温热感为准,最后拍、击、搓下肢结束治疗。

(六)注意事项

(1)推拿手法一定要轻快柔和,颈部摇动时应由小到大,缓慢进行。扳颈时一定要在明确诊断,排除骨折、脱位或肿瘤等疾病后,方可细心谨慎进行,不可强求响声而强拉硬扳,以免造成不良后果。

(2)避免长时间低头工作,注意调整体位,减少肌肉牵拉。

（3）睡眠时不宜枕头过高或过低，注意保暖。

（4）椎动脉型颈椎病急性发作时，治宜手法轻柔，慎用扳法、摇法或不用此法。

（5）脊髓型颈椎病，推拿治疗不宜用重力手法，尤其摇法、扳法、拔伸法要慎用。如效果不明显，要及时转诊。

（6）坚持颈部保健，以防复发。

（7）本病症型多，证候复杂，牵涉范围广，施治时要掌握辨病、辨证，运用不同手法治疗，方能收到满意效果。

（8）本病施治操作法，要据症情选择运用，以主证、主法为主，对证施治，余为辅，不宜诸法同施。

第二节　颈椎间盘突出症

颈椎间盘突出症是指颈部椎间盘因急性或反复轻微损伤使其纤维环破损、髓核膨出压迫颈神经和脊髓而引起的一系列症状。其中包括髓核膨隆、突出及脱出，均表示颈椎病的不同阶段。

一、诊断要点

（1）颈椎间盘突出症的发病与颈部损伤和椎间盘发生退行性变有关。

（2）急性发病（少数病例亦可慢性发病）。初起，大多起于轻微劳损，甚至睡醒时伸懒腰而发病或是见于外伤情况下。其临床表现主要视受压迫的组织而定。

（3）检查 X 线片可显示颈椎侧弯、生理曲度平直或反弓，椎间隙改变或有骨质增生形成。碘油造影可见突出部位有充盈缺损，部分或完全梗阻影像。CT 扫描或 MRI 可明确椎间盘突出的部位与程度。

本病应根据症状、体征，结合 X 线片、CT 或 MRI、脊髓造影等检查来作出诊断。

二、证候分型

（一）气滞血瘀

症状呈突然发生或者突然加重，发病前有外伤史；颈项部僵硬，猛烈痛苦并放射到后背及手臂、指。舌质暗,或者有瘀点、瘀斑,脉涩。

(二)痰瘀互结

颈背肩臂猛烈痛苦,双臂乏力,头昏目眩,沉重如裹;心悸,呕吐,倦怠无力嗜睡;咽部哽塞不利,胸闷胁胀,胃脘胀满,面色不华。舌质紫暗,苔白腻,脉弦涩。

(三)肝肾亏虚

发病慢性,颈臂痛苦,下肢痿软,筋脉拘急,步履蹒跚,甚则卧床不起;腰膝酸软,两便艰难,性功能障碍。舌质胖,边有齿痕,脉沉细乏力。

三、临床分类

(一)侧方型

突出部位在后纵韧带外侧,钩椎关节内侧。此外,为颈脊神经经过的路线,故椎间盘突出可以压迫脊神经而产生根性症状。

(二)中央旁型

突出部位在中央偏向一侧,在脊髓各神经之间,故脊髓和神经均可受压,产生单侧脊髓及神经根的症状。

(三)中央型

突出部位在椎管中央,使椎管前后径变窄,压迫脊髓,产生脊髓压迫症状。

四、推拿治疗

(一)治则

舒经通络,活血化瘀,还纳复位。

(二)手法

一指禅推法、擦法、拿法、按法、揉法、摇法、扳法、拔伸法、旋转复位法、牵引法等。

(三)取穴

风池、大椎、天柱、肩井、肩内俞、肩外俞、天宗、曲池、阿是穴、手三里、外关、合谷等。

(四)操作方法

(1)患者坐位,术者站于其背后,用一指禅推法、擦法施于颈项部病变椎体,反复操作,继沿风池、天柱、大椎、肩井诸穴,往返操作 3～5 遍,续用拿法施于颈项两侧病变部位及上述各穴位1分钟左右。

（2）接上势，术者于其背后，用滚法施于椎间盘突出椎体部位，用另一手指掌面托住下颌部，并做下颌左右推拉被动扳颈动作，此时滚法之手随椎体形态的变换而置于患椎两侧部位操作治疗，同时反复被动左右扳颈动作3～5次。续用一手扶持前发际额部，使其头颈做前屈后仰动作，用滚法施于颈项部。当头颈前屈时，滚法之手操作移至患椎体病变处，在头颈后仰时，将滚法之手操作移至下颌段大椎处，两手动作配合要协调。如此，反复操作屈伸扳颈动作3～5次。

（3）患者取坐位，术者站于其后侧方，用另一手指掌面托住下颌部，用另一手拇指与其余四指拿住枕骨两侧下方，向上徐徐用力拔伸，同时可做头颈前屈后伸活动3～5次。继用一手扶住头顶部，以另一手托住下颌部，两手相对挟持头部，做顺或逆时针方向缓慢摇动颈部3～5圈。继用拿按风池，拿捏颈项两侧，拿肩井，按揉大椎、肩内俞、肩外俞、天宗诸穴1分钟左右。

（4）接上势，术者转站于患者一侧前侧方，用一手托住其患肢前臂肘部，用另一手施一指禅推法、滚法、拿法自肩部至腕部往返操作，以病变部位为重点，继以按、拿、揉肩髃、极泉、曲池、手三里、外关、内关、合谷诸穴1～2分钟，续用捻、勒手指1～3次，最后用搓、抖上肢法上下往返1～3次结束操作。

（5）手法拔伸牵引：患者端坐位，术者站于其背后，以双手拇指托顶住颌骨下端，其余四指附着于颞颌上缘，两手掌根部挟托下颌两侧部，借前臂的力量，将头颈部向上拔伸牵引，并做头颈前屈后伸运动，反复操作3～5遍。

（6）颈椎定位旋转复位法（以患椎棘突右偏歪为例）：患者坐低凳上，术者站于其背后，嘱患者放松，头颈前屈15°～30°，再左侧屈旋转＜45°。术者用左手拇指顶住其偏歪棘突下角，右手掌托住其下颌向右方徐徐用力旋扳，当达到有阻力时，随即用劲做一个有控制性增大幅度快速扳动，与此同时，顶偏棘突之拇指发力向对侧推之。此时，拇指下偏突有移动感，常可听到清脆"咔嗒"响声，则复位成功。

（五）随症加减

（1）如枕骨下方及头部一侧或两侧疼痛者，加扫散法、勾法、按揉法于头维、角孙、风池诸穴，反复操作1～3分钟。

（2）若有肩部、上臂、前臂、手指部酸胀痛麻者，加一指禅推法、滚法、拿法于肩井、极泉、手三里、外关、合谷诸穴，反复操作1～3分钟，继加捻法、勒法于手指，用搓法自肩部至腕部，往返操作1～3遍，再用抖上肢法结束。

（3）如胸前区不适、胸闷、心慌、恶心者，加按揉膻中，擦上胸，揉中府、云门，按揉内关、神门诸穴 1～3 分钟。

(六)注意事项

(1)上述手法操作方法,仅适用于颈椎间盘突出者,如伴有颈椎病其他证型者,要随证型变化而增减手法、穴位及操作方法。

(2)头颈部施用摇、扳、旋转复位手法,要轻柔缓和,切忌生硬粗暴,以免发生意外。

(3)颈部注意不宜过多活动,可用充气圈固定颈项部。

(4)注意保暖,避免过劳、受凉。

(5)如经推拿、牵引等治疗效果不显者,需进一步检查确诊,必要时建议手术治疗。

第三节　胸椎间盘突出症

胸椎间盘突出症多见于 40～50 岁左右成年人,年龄大于腰椎间盘突出症患者,男性多于女性,但无明显种族差异,常见发病部位为 T_8～L_1,以 T_{11}～T_{12}、T_{12}～L_1 最多见。临床先出现胸背痛,随后是感觉障碍、无力和大小便功能障碍。脊柱可有轻度侧弯及椎节局限性疼痛、压痛及叩痛。

一、诊断要点

(一)症状

背痛与肋间放射痛,是胸椎间盘突出症状。最初多为局限性疼痛,集中于某部胸椎附近,当体力活动或取某种固定姿势持续工作时加重,以致必须经常变换体位方能减轻疼痛。此外,患者常于夜间睡眠时被疼痛惊醒,并感到背部难受、酸困、钝痛或灼痛,以及胸部重压感。

随着病程发展,常在某次外伤、过劳或受凉后,背痛向肋间、胸部或内脏区反射,多呈剧烈刺痛或灼痛。在身躯转动、颠簸、受震或咳嗽时均可加重疼痛。

(二)体征

胸脊柱活动受限,尤其后伸时明显,有背棘肌紧张及胸椎轻度侧弯。病椎的棘突与棘突旁有压痛及放射性疼痛,受累的神经根区域常显示过敏,或减退。下肢反射亢进及腹壁反射减弱。

(三)X 线、CT 片

提示退行性椎间隙变窄,可见突出部压迫神经根或脊髓。

(四)实验室检查

血沉增高考虑炎症。抗"O"试验阳性提示风湿性关节炎或类风湿性关节炎。

二、临床分类

(一)依据发病急缓分型

(1)急发型:在数天甚至数小时以内急骤发病并引起神经症状者,其中病情严重的病例甚至可以出现瘫痪,其中半数患者有外伤史。

(2)缓发型:慢性逐渐发病,大多因椎节退变所致,患者在不知不觉中出现症状,并逐渐加重,晚期亦可引起瘫痪。

(二)依据症状的严重程度分型

(1)轻型:影像检查显示胸椎间盘突出,但临床症状轻微,甚至仅有一般的局部症状者。

(2)中型:有明显的临床症状除椎节局部疼痛及叩痛外可有根性刺激症状或脊髓症状;MRI 检查可清晰显示阳性所见。

(3)重型:主要表现为脊髓或圆锥受压症状甚至出现完全性瘫痪。其中半数发病较急,尤其是年轻患者。

(三)依据病理解剖分型

(1)侧型:因胸椎椎管狭小,因此髓核易向压力较低的侧后方突(脱)出,因此在临床上以侧型为多见。此型主要表现为单侧神经根受压,患者出现根性症状而无明显脊髓症状。胸段脊神经根在椎管内经过的距离甚短,仅 2～5 mm。一旦受压,可因感觉神经支和交感神经支受累而引起剧烈疼痛。

(2)中央型:此型是椎间盘向正后方突出以脊髓受压为主,并出现或轻或重的运动功能障碍以及疼痛和感觉异常。

三、推拿治疗

(一)治则

舒筋通络,活血止痛,回纳髓核。

(二)手法

一指禅推法、㨰法、推法、点法、按法、摇法、扳法、背法、拔伸法、复位法等。

(三)取穴

肝俞、期门、日月、章门、阿是穴、胆俞等。

(四)操作方法

(1)患者取俯卧位,术者位于患椎背侧方,先以一指禅推法于胸背部督脉、膀胱经反复操作,以病变处为重点,继用㨰法施于上述部位反复治疗3～5分钟,续以双手拇指按揉点于膀胱经肝俞、脾俞、阿是穴、胆俞诸穴,反复操作1～3分钟。再用双掌重叠按压患椎3～5次。

(2)俯卧位推扳法:患者俯卧于治疗床上,术者站于其棘突偏歪侧,以一手拇指或掌根部抵住偏突下方,用力向侧下方推之,以另一手握持住对侧肩部用力向上拔起离开床,使胸脊柱产生旋转使力达患椎。此时两手协同顿错发力做推扳动作,感指下"咯嗒"响声,示意手法成功。可根据病情反复操作1～3次。本法仅适用于患椎有棘突偏歪,胸椎后凸等患者。

(3)坐位推扳法:患者端坐,全身放松,胸椎呈驼背状,双手交叉置于颈后方;术者找准隆突或偏歪之棘突,以拇指顶住向相反方向推按之,用另一手自患者同侧之肘下方绕道对侧握住其另一肘用力扳转,并控制胸椎屈曲及旋转(转向医者侧),此时两手协同用力推扳患椎。此时指下有弹动感,示意手法成功。可根据病情操作1～3次。此法适用于下胸椎间盘突出症,椎体错位,肋椎关节错缝、错位、后凸、侧凸者。

(4)俯卧牵引法:患者俯卧于治疗床上,双下肢自然伸直,两手臂前伸,分别抓住床头边。术者站于其脚部床边,以两手分别推握踝部,身体稍向后倾用力牵引,边牵引边上下抖动,反复操作3～5次。

(5)仰卧牵引法:患者仰卧于治疗床上,挺腰悬空,用枕垫在椎间盘突出部位,嘱患者用力抓住床头,双下肢伸直并用力下蹲,使胸椎受力牵引,椎间隙增宽,给突出间盘组织回纳创造前提。每天操作1～3次,每次15分钟左右。

(五)随症加减

(1)胸部重压感者,加按揉膻中、期门、日月诸穴,反复操作1～3分钟,继掌擦胸部及胁肋部,往返操作以透热为度。

(2)下肢反射亢进或腹壁反射减弱者,加推揉股四头肌、腓肠肌,按揉梁丘、阳陵泉、承山诸穴,反复操作1～3分钟。

（3）背脊痛，并沿肋间隙向胸胁侧反射者，加以拇指按揉病变痛处，以一指禅推摩，沿肋间隙反复操作3～5分钟。

(六)注意事项

（1）用扳法或双掌重叠按法时，要掌握其技巧，切忌粗暴，避免造成不良后果。

（2）治疗期间要卧板床休息，注意保暖。

（3）适当进行背腰肌功能锻炼，如拱桥式、鱼跃式、太极云手等。

第四节　腰椎间盘突出症

腰椎间盘突出症又称"腰椎间盘纤维环破裂髓核突出症"，是由于腰椎间盘的退变与损伤，导致脊柱内外力学平衡失调，使椎间盘的髓核自破裂口突出，压迫脊神经根引起腰腿痛的一种病症。以 L_4～L_5 和 L_5～S_1 之间突出最多。

一、诊断要点

（1）有腰部外伤、慢性劳损或受寒湿史。大部分患者在发病前有慢性腰痛史。

（2）常发生于青壮年。

（3）腰痛向臀部及下肢放射，腹压增加（如咳嗽、喷嚏）时疼痛加重。

（4）脊柱侧弯，腰椎生理弧度消失，病变部位椎旁有压痛，并向下肢放射，腰部活动受限。

（5）下肢受累神经支配区有感觉过敏或迟钝，病程长者可出现肌肉萎缩。直腿抬高或加强试验阳性，膝腱、跟腱反射减弱或消失，趾背伸力减弱。

（6）X线片示脊柱侧弯，腰椎生理前凸消失，病变椎间盘可能变窄，相邻边缘有骨质增生。CT检查可显示椎间盘突出部位及程度。

二、证候分型

(一)血瘀型

腰腿痛如刺，痛有定处，日轻夜重，腰部板硬，俯仰旋转受限，痛处拒按。舌质暗紫，或有瘀斑，脉弦紧或涩。

(二)寒湿型

腰腿冷痛重着,转侧不利,静卧痛不减,受寒及阴雨加重,肢体发凉。舌质淡,苔白或腻,脉沉紧或濡缓。

(三)湿热型

腰部疼痛,腿软无力,痛处伴有热感,遇热或雨天痛增,活动后痛减,恶热口渴,小便短赤。苔黄腻,脉濡数或弦数。

(四)肝肾亏虚型

腰酸痛,腿膝乏力,劳累更甚,卧则减轻。偏阳虚者面色㿠白,手足不温,少气懒言,腰腿发凉,或有阳痿、早泄,妇女带下清稀,舌质淡,脉沉细。偏阴虚者,咽干口渴,面色潮红,倦怠乏力,心烦失眠,多梦或有遗精,妇女带下色黄味臭,舌红少苔,脉弦细数。

三、临床分类

(一)单侧椎间盘突出

下腰痛伴一侧下肢放射痛,脊柱侧弯,腰椎生理前凸减小或消失,病变椎间盘患侧椎旁压痛,可沿坐骨神经向下肢放射,直腿抬高试验阳性。CT 检查:椎间盘向椎管一侧突出。

(二)双侧椎间盘脱出

下腰痛,伴双侧下肢放射痛,腰椎生理前凸减少或消失,病变椎间盘两侧椎旁均有压痛,可沿坐骨神经向下肢放射,双下肢直腿抬高试验阳性。CT 检查:椎间盘向左右突出,并可见游离块。

(三)中央型椎间盘脱出

除出现腰腿痛的症状外,还可出现会阴部麻木和大、小便功能障碍等马尾神经压迫症状。CT 检查:椎间盘向正中方向突出。

(四)上下型椎间盘脱出

大部分患者仅有腰痛症状,X 线检查病变椎间盘可见 Schmori 结节。

四、推拿治疗

(一)治则

舒筋通络,活血止痛,松解粘连,回纳髓核。

(二)手法

一指禅推法、滚法、按法、揉法、拿法、点法、扳法、摇法、拔伸法、理筋法、旋转法等。

(三)取穴

以足太阳膀胱经、足少阳胆经、督脉为主,取有关夹脊穴、阿是穴、肾俞、腰阳关、大肠俞、居髎、环跳、承扶、风市、委中、承山、阳陵泉、悬钟、昆仑等。

(四)操作方法

1.推拿法

(1)患者俯卧治疗床上,术者位于其患侧,先用一指禅推法施于腰部患侧阿是穴、夹脊穴、肾俞、大肠俞、腰阳关诸穴,反复上下往返操作治疗3~5分钟,继用滚法施于腰部沿膀胱经循行路线向下至臀部、大腿后侧、腘窝、小腿后侧,由上而下往返多次操作治疗,持续数分钟。与此同时配合腰部后伸,髋关节外展、内收,膝关节屈曲、伸直被动活动,各做3~5次。治疗以腰部、臀部为重要部位。继用拇指按揉法施于居髎、环跳、承扶、委中、承山、昆仑诸穴,反复操作治疗1~3分钟,以有酸胀感为度。

(2)患者取健侧卧位,下腿屈曲,上腿伸直。术者位于其背后,先用滚法施于下腰臀部沿足少阳胆经循行路线(大腿外侧、小腿外侧、足背外侧),上下往返操作治疗3~5分钟。与此同时,配合做屈膝、屈髋伸腰被动扳法,反复操作3~5次,继以指或肘点按居髎、环跳、阿是穴,用按揉法施于风市、阳陵泉、悬钟、昆仑诸穴,反复治疗1~3分钟,再以拍击法沿患侧下肢外从上至下往返操作3~5遍。

(3)乘上势,患者下腿伸直,上腿屈曲。术者位于其前侧,一手按住患者肩部,另一手按住或用前肘部按压臀部,两手做相反方向用力推扳腰椎,反复操作1~3次,健侧可重复上法操作,常在操作过程中听到"喀嗒"响声,为手法成功。

(4)嘱患者仰卧位,术者位于患侧下肢侧方,先用滚法施于大腿前侧、外侧,小腿前外至足背外侧,上下往返操作3~5次。然后做被动屈髋屈膝动作3~5次,再做顺时针或逆时针方向摇髋关节各2~3次,接以按揉法施于阳陵泉、绝骨、阿是穴诸穴持续治疗片刻,以拿法施于委中、承山、昆仑诸穴,以酸胀为度。

(5)乘上势,术者站于患肢侧,先使腿屈膝屈髋下压,然后直腿抬高,如此反复操作3~5次,动作幅度由小到大,用力由轻到重,以患者能忍受为度。本法适用于腘绳肌痉挛、直腿抬高严重受限患者。

(6)再使双腿屈膝屈髋并拢,术者用双手握小腿上方膝部,做顺时针和逆时针方向旋转骨盆活动各操作 3～5 圈,继向小腹外侧斜压做斜扳法,两侧各操作 1～3 次。此法适用于腰椎生理前凸增大患者,可达移位椎体还原脊椎间盘组织缩回之功效。

2.牵引推拿法

(1)俯卧牵引法:患者俯卧位,胸部用皮胸围固定于床头,腰部围皮腰围,扣上钢丝牵引绳,固定于床轴上加力牵引。牵引力渐次增加,一般超过患者体重 10 kg 为宜,并视患者体质强弱与耐受大小而加减牵引力,牵引时间为15～20 分钟。

(2)俯卧牵引悬吊下肢压腰法:接上法,两助手分别将患者两下肢用绳带向后吊起与床面成 30°,使腹部悬空,离床面 6～12 cm,使牵引加大至适合重量时,此时助手将两下肢做左右摇动。术者位于患侧,双手掌重叠,以掌根着力于腰部病变处,随下肢摆动进行有弹性的顿挫性按压 30～60 次,按压力量应根据患者体质强弱、病情轻重及耐受力程度而改变。

(3)俯卧牵引踩跷法:乘上势,在其胸部与小腹、大腿前根部各垫 2～3 个枕头,使腹部悬离床面 6～12 cm,做对抗牵引。术者用一手扶住预先设置好的横竿或吊绳,用单足或双足前掌部或足跟部着力于腰部病变处进行踩跷,以膝关节屈伸运动使身体一起一落,足部着力部分不能离开病处,嘱患者随着踩跷弹跳起落张口一呼一吸,即弹起时吸气,回落时呼气,切忌屏气。每次弹跳 300～700 次,每周治疗 1～2 次。

(4)脊柱矫正牵引法:接上法,一助手用双手掌根部分别顶住侧弯上下起始处固定脊柱。术者位于对侧用双手掌重叠,以掌根部按住侧凸顶部,用力向对侧进行顿挫性推压 5～10 次。推压力由轻而重,使侧凸部位有松动感为度。每天或隔天 1 次。此法适用于脊柱明显侧弯畸形者。

(5)背牵法:术者和患者背靠背而站,用两肘分别挽住患者肘弯部,然后弯腰屈膝挺臀,以臀部顶住患者腰骶病变处,将患者反背起,使其双脚离地,让患者腰骶下肢自重牵引伸展,同时,术者做屈膝挺臀震颤动作 5～10 次及左右摇摆活动 5～10 次,每天 1 次。本法具有拉开椎间隙、松解粘连,矫正脊柱后凸畸形、整复腰骶部及小关节移位,通经活血止痛之功效。

(五)随症加减

(1)如伴有患腰椎棘突偏歪、小关节错缝、生理曲度异常者,加腰椎定位旋转复位法、斜扳法、后伸扳法、屈膝屈髋压腹斜扳法、双掌重叠压脊柱法等进行随证施法治疗。

（2）如伴有臀上皮神经损伤，在髂嵴最高点内有绳索样滚动物压痛明显者，加患侧髂嵴下方阿是穴与纤维鞘臂垂直方向用弹拨理筋手法进行反复操作治疗。在该部用擦法反复治疗，以皮肤发红、热透入里为度，使痛减，伤筋回归原位。

（3）若伴有腘绳肌痉挛、疼痛，下肢直腿抬高困难者，加拿捏法、按揉法于腘绳肌，沿其肌走行区来回往返操作治疗，持续 1～3 分钟，再用屈膝屈髋直腿抬高压脚法治疗，反复操作 3～5 次，然后用搓揉法施于大腿后侧肌群持续操作片刻。

（4）如伴有梨状肌损伤或梨状肌综合征者，加弹拨理筋法与沿梨状肌垂直方向高起的条索或束状肌束进行反复弹拨理筋，使其挛缩之筋松解理顺平复，再用拇指镇定法，使之舒筋活血止痛，然后用擦法施于臀部，反复操作至梨状肌体表发红、热透入里。

（六）注意事项

（1）治疗期间要配用皮腰围护腰固定，以巩固疗效。

（2）睡硬板床有利于突出的髓核还纳、纠正脊髓后凸畸形。

（3）恢复期或康复后，要进行适当的腰背肌功能锻炼，如拱桥式、鱼腰式、打太极拳及自我保健推拿。

（4）注意保暖，避免风、寒、湿邪侵袭。

（5）在工作劳动中，避免负荷过重、扭闪，防止复发。

（6）梨状肌位置较深，治疗时要用力深压，使力量深达梨状肌，但不能因其位置深而用暴力，造成病情加重。

（7）治疗本病介绍的推拿、牵引法共十余种，在临证中必须掌握辨证与辨病相结合施法，对不同症状选用不同推拿、牵引法治疗，方能达到"立竿见影"之功效，而不是多法齐用。

第十章

儿科疾病的推拿治疗

第一节 发 热

发热即体温异常升高,是小儿时期许多疾病中一个常见症状。热程在两周以内为短期发热,持续两周以上为长期发热。在临床上,发热一般分为外感发热、肺胃实热、阴虚发热3种。其中以外感发热为常见,但除感冒以外,某些急性传染病的初期均有不同程度的发热。如麻疹、流行性乙型脑炎、丹痧、水痘等;年幼体弱患儿,在病程中还易出现变证、兼证,这些都应加以注意。

一、病因病机

(一)外感发热

小儿脏腑娇嫩,形气未充,肌肤薄弱,卫外不固,当气候骤变,冷热失常,或看护不周时,外邪乘虚袭表,卫阳被郁而致外感发热。

(二)肺胃实热

外感误治或乳食内伤,导致肺胃壅实,郁而化热,郁热熏蒸于肌肤而为肺胃实热。

(三)阴虚发热

小儿先天禀赋不足,肝肾阴亏,或后天失养,或久病伤阴,致阴液亏损,引起虚热内生。

二、诊断

(一)诊断要点

(1)小儿体温异常升高。

(2)患儿面红,五心烦热,但体温正常,多为阴虚发热。也可见于体质虚弱的新生儿,甚至严重感染者。

（3）应根据发病年龄、病史、发病区域、主证、伴随症状和体征、体格检查、实验室及其他相关必要检查,全面分析,综合判断。

（二）临床表现

1.外感发热

风寒者,发热轻,恶寒重,头痛,无汗,鼻塞流清涕,喷嚏,喉痒,苔薄白,指纹鲜红;风热者,发热重,恶风,微汗出,鼻流黄涕或浊涕,口干,咽痛,苔薄黄,指纹红紫。

2.肺胃实热

高热,面赤,烦躁,气促,不思饮食,口渴喜饮,便秘溺黄,舌红苔燥,指纹深紫。

3.阴虚发热

午后发热,手足心热,盗汗,形体瘦削,食欲减退,心烦少寐,苔少或无苔,脉细数,指纹淡紫。

（三）辅助检查

1.测体温

体温 37.5～38 ℃为低热,38.1～39 ℃为中度发热,39.1～41 ℃为高热,41 ℃以上为超高热。

2.血常规

病毒感染时,白细胞计数和中性粒细胞比例大多正常或减少;细菌感染时,白细胞计数和中性粒细胞的百分数大多增高,体弱患儿亦可减少。

3.大便常规

侵袭性细菌性肠炎,粪便镜检有大量白细胞、不同数量的红细胞,常有吞噬细胞;出血性大肠杆菌性肠炎,粪便镜检有大量红细胞,常无白细胞;疫毒痢粪便镜检有大量脓细胞、白细胞,并见红细胞;病毒性肠炎粪便镜检有少量白细胞。

4.尿常规

清晨排出的中段尿,离心后镜检爱迪计数每 12 小时＞100 万,应考虑泌尿系统感染,如白细胞聚集成堆,诊断价值更大。

5.其他

根据病情需要还可选择 X 线、B 超、心电图等相关检查。

（四）鉴别诊断

1.时行疾病

如麻疹、风痧、丹痧、奶麻、水痘、痄腮等,初期均有不同程度发热,有明显的流行史和传染性。依据其初期症状、发热与出疹的关系、皮疹特点、特殊体征,加以鉴别。麻疹初期,除一般上呼吸道症状外,以眼部症状突出,结膜发炎,目赤胞肿、畏光流泪等,口腔颊黏膜出现灰白小点,外有红色晕圈的麻疹黏膜斑;风疹发热较轻,伴耳后、颈后、枕部淋巴结肿大,有触痛,疹点呈淡红色斑丘疹;丹痧发热较高,伴咽喉肿痛或腐烂,"杨梅舌""环口苍白圈",皮疹呈猩红色丘疹;水痘除发热外,皮肤及黏膜分批出现红色斑疹或丘疹,迅速发展为清亮、卵圆形、泪滴状小水泡样疱疹,其易溃结痂,各期皮疹可同时出现,呈向心性分布;痄腮除发热外,以耳垂为中心腮部漫肿疼痛为主要表现。

2.夏季热

多见于3岁以下小儿,其发病主要集中在每年夏季6、7、8月份,临床以长期低热、口渴多饮、多尿、汗闭为特征,秋凉后好转。

3.结核病

小儿结核以原发性肺结核多见,临床常表现为午后低热、盗汗、易乏、体重不增等,多有结核病密切接触史,结核菌素试验多为强阳性,X线可见结核病灶。

4.其他

如乳蛾、肺炎喘嗽亦可出现发热,但乳蛾可见喉核肿大或红肿疼痛;肺炎喘嗽伴明显咳嗽、喘急、鼻翕等。

三、推拿治疗

发热的治疗原则以清热为主。外感者,佐以发散解表;肺胃实热者,佐以清泻里热,理气消食;阴虚者,佐以滋阴。

(一)外感发热

1.治则

疏风解表。风热者,佐以清热利咽;风寒者,佐以宣肺散寒。

2.处方

开天门、推坎宫、揉太阳、运耳后高骨、清肺经、清天河水。风热者加推脊、揉大椎、揉曲池、揉合谷;风寒者,加推三关、揉二扇门、拿风池。

3.方义

开天门、推坎宫、揉太阳、运耳后高骨,以疏风解表;清肺经、清天河水,以宣肺清热;风热者,加推脊、揉大椎、揉曲池、揉合谷,以清热解表;风寒者,加推三关、揉二扇门、拿风池,以散寒解表。

4.加减

咳嗽者,加推揉膻中、运内八卦、揉肺俞;痰多者,加揉丰隆;鼻塞者,加黄蜂入洞;咽痛者,加掐揉少商、拿合谷、清板门;脘腹胀满、不思乳食、嗳腐吞酸、恶心呕吐者,加揉中脘、分腹阴阳、运板门、推天柱骨;夜寐不宁,惊惕不安者,加清肝经、掐揉小天心、掐揉五指节。

(二)肺胃实热

1.治则

清泻里热,理气消食。

2.处方

清肺经、清胃经、清大肠、揉板门、运内八卦、清天河水、水底捞明月、退六腑、揉天枢、摩腹。

3.方义

清肺经、清胃经,以清肺胃实热;清大肠、揉天枢,以调理大肠、通腑泻热;清天河水、水底捞明月、退六腑,以清热除烦;揉板门、运内八卦、摩腹,以理气消食。

4.加减

肠热便结者,加推下七节骨、掐揉膊阳池;夜寐不安者,加揉小天心、掐揉五指节。

(三)阴虚发热

1.治则

滋阴清热。

2.处方

揉二马、补脾经、补肺经、补肾经、清天河水、推擦涌泉、运内劳宫、按揉足三里。

3.方义

揉二马、补肾经、补肺经,以滋阴补肾养肺;清天河水、运内劳宫,以退虚热;补脾经、按揉足三里,以健脾和胃;推擦涌泉,以滋阴清热,引火归原。

4.加减

自汗盗汗者,加揉肾顶;烦躁不安者,加清肝经、清心经、开天门、揉百会、掐揉五指节。

四、注意事项

(1)推拿对小儿功能性发热、夏季热、外感发热疗效显著,而对其他因素引起的发热,如肺炎等,虽有退热作用,只能作为辅助治疗,需采用综合疗法。

(2)对危及小儿生命的急性传染病,要早期诊断,中西医结合治疗,切勿痛失治疗良机。

(3)为加强退热作用,手法操作时,需配合使用凉水、酒精、薄荷水等推拿介质。

(4)发热患儿应卧床休息,多饮开水,冷温适度,饮食有节。

第二节 百 日 咳

百日咳即顿咳,是由百日咳杆菌引起的急性呼吸道传染病。临床以阵发性、痉挛性咳嗽,咳毕有特殊鸡鸣样吸气性吼声为特征。是小儿时期常见的呼吸道传染病之一。

本病一年四季均可发病,主要发生于冬春季节。以5岁以下小儿为多见。年龄愈小,则病情愈重,且病程较长,可持续2个月以上。一般预后良好,但年幼体弱患儿发病,往往病情较重,容易并发肺炎喘嗽、惊厥等,甚至危及生命。

本病的传染源主要是患者,发病前1～2天至病程3周内传染性最强。主要通过飞沫经呼吸道传播。易感儿如密切接触患者后,其发病率可高达75%～90%。病后有较持久免疫力,若再次感染,症状较轻。

一、病因病机

本病由外感时行疠气侵入肺系,夹痰交结气道,导致肺失肃降,气逆上冲而发病。

(一)邪犯肺卫

本病初起,邪毒从口鼻而入,侵犯肺卫,肺气失宣,表卫失和,则见咳嗽、流涕等肺卫表证,类似感冒咳嗽。

(二)痰火阻肺

邪热不解,深伏于肺,肺失清肃,累及于肝,木火刑金,气冲上逆,则见痉咳不止;邪热蕴肺,日久伤脾,脾运失司,聚湿生痰,痰湿犯肺,则见鸡鸣样吼声;邪热伤津,则见日轻夜重之象。

年幼儿体禀不足,肺气娇弱,痰火内阻,呼吸不利,则见憋气、窒息,甚则内陷心肝,痰浊上蒙,痰盛生惊,而见神昏、抽搐之变证。若痰热闭肺或复感外邪闭肺,可见肺气郁闭,产生发热、咳喘之肺炎喘嗽。

(三)气阴耗伤

病至后期,邪气渐退,气阴暗耗,肺脾俱损,可出现咳声无力或低热盗汗等肺脾气虚或肺阴亏损之象。

二、诊断

(一)诊断要点

(1)当地有本病发生或流行,近期有接触史。

(2)有典型阵发性、痉挛性咳嗽,并作鸡鸣样吼声,伴舌系带溃疡。

(3)年幼体弱儿,常无典型痉咳,主要表现为阵发性憋气、青紫、甚则窒息、惊厥。

(4)实验室检查白细胞数增多,尤以淋巴细胞数增多为主,占 60%～80%。

(二)临床表现

1.初咳期

从起病至发生痉咳,1～2周。出现咳嗽、喷嚏、流涕、眼结膜充血或有发热等类似感冒症状。2天后,其他症状逐渐消失,但咳嗽日渐加重,以入夜为甚,痰液稀白或稠黄,苔薄白或薄黄,脉浮有力,指纹浮红或浮紫。

2.痉咳期

痉咳期2～6周。阵发性痉咳为本期特征。咳嗽连续,可达数十声,咳毕常伴有深吸气鸡鸣样回声,然后再发生下一次痉咳。如此反复发作多次,直至吐出痰涎为止。轻者每天数次,重者每天数十次,日轻夜重。痉咳日久,可见面目浮肿、目睛出血、咯血、衄血、舌下生疮、二便失禁,舌红、苔黄,脉滑数,指纹紫滞。3岁以内患儿,常无痉咳和鸡鸣样回声,表现为阵发性憋气、青紫,甚则窒息、惊厥。

3.恢复期

恢复期2～3周。阵发性痉咳减轻,次数减少,鸡鸣样吸气性吼声消失,咳声无力,或干咳痰少而稠,神倦乏力,食欲缺乏,明显消瘦,舌红少苔,脉细数。

(三)辅助检查

1.血常规

初咳期末和痉咳期,血白细胞数增多,可达(20～50)×10^9/L,淋巴细胞计数增多,可达 60%～80%。

2.细菌培养

鼻咽拭子细菌培养和咳碟法细菌培养,可有百日咳嗜血杆菌生长,早期培养阳性率高。

3.免疫学检查

取鼻咽腔分泌物,检测直接荧光抗体,可以快速诊断本病。对各种血清抗体的检测,也是高灵敏的确诊方法。

(四)鉴别诊断

1.支气管炎、肺炎

有时亦有类似百日咳的痉咳,但无鸡鸣样吸气性吼声,常伴发热。肺部听诊,有干性或湿性啰音;胸部 X 线片提示,有炎症改变。

2.肺门淋巴结核

当气管交叉处淋巴结肿大时,可出现百日咳样痉咳。本病常伴有不规则低热、盗汗、食欲缺乏、疲乏、消瘦等慢性结核中毒症状。结核菌素试验阳性。

3.感冒

百日咳初咳期,类似感冒咳嗽。但感冒咳嗽无日轻夜重和逐日加重的表现。

三、推拿治疗

百日咳的治疗原则以清热泻肺、化痰降逆为主。初期重于宣肺,痉咳期侧重泻肺,恢复期佐以养肺。

(一)治则

清热化痰,降逆止咳。

(二)处方

揉掌小横纹、清肺经、运内八卦、退六腑、搓摩胁肋、揉乳根、揉乳旁、揉肺俞、推揉膻中。

(三)方义

揉掌小横纹,以宽胸宣肺,化痰止咳;清肺经,以宣肺清热;退六腑,以清热泻火;搓摩胁肋,以顺气化痰;揉肺俞、揉乳根、揉乳旁、运内八卦、推揉膻中,以宽胸理气,化痰止咳。

(四)加减

初咳期,加推坎宫、推攒竹、揉太阳;痰多者,加揉丰隆;恢复期,去清肺经、退六腑,加补肺经、补脾经。

四、注意事项

(1)发现百日咳患儿,应及时隔离3~4周;有密切接触史者,观察3周。

(2)应配合药物治疗,增强疗效。

(3)按期接种百日咳疫苗。

（4）注意休息，饮食清淡，避免接触刺激物，保证室内空气流通。

（5）痉咳时，轻拍背部，防止痰液吸入，阻塞气道，引起窒息。

第三节　泄　泻

泄泻是指由多种原因引起，以大便次数增多，粪质稀薄或如水样为主症的一种小儿常见病，亦称消化不良。本病四季皆可发生，尤以夏、秋两季为多见。发病年龄以婴幼儿为主，其中 6 个月～2 岁的小儿发病率最高。本病轻者预后良好，如治疗不及时，迁延日久，影响小儿的营养和生长发育。重症患儿还可产生脱水、酸中毒等一系列严重症状，甚至危及生命，故临诊时必须十分注意。

一、病因病机

(一)感受外邪

小儿脏腑娇嫩，卫外不固，极易被外邪所袭，外感风、热、寒、暑之邪常与湿邪相结合引起腹泻，尤以夏秋之季的暑湿之邪多见。脾恶湿喜燥，湿困脾阳，运化失司，对饮食水谷的消化、吸收发生障碍而致泄泻。

(二)内伤乳食

由于喂养不当，饥饱无度，或突然改变食物性质，或恣食油腻、生冷，或饮食不节，导致脾胃损伤，运化失职，不能腐熟水谷而致泄泻。

(三)脾胃虚弱

小儿脾常不足，如后天喂养不当，则可损伤脾胃或因久病迁延不愈，造成脾胃虚弱；或为早产、难产、低体重儿，脾胃素体不足，脾虚健运失调，水谷不得运化，则水反为湿，谷反为滞，水湿滞留，下注肠道形成泄泻。

西医学认为婴儿腹泻除与饮食、气候等因素有关外，尚与致病性大肠杆菌、病毒及其他感染有关。另外，婴幼儿消化系统发育不成熟，功能不完善，神经调节功能较差，胃酸与消化酶分泌较少，酶的活力低等，是发病的内在因素。

二、诊断

(一)诊断要点

（1）大便次数增多，每天 3～5 次，多者达 10 次以上，大便颜色淡黄、黄绿或褐色,可呈蛋花样或水样,可有黏液、奶瓣或不消化物,或伴恶心,呕吐,腹痛,发热等症状。

(2)轻型腹泻无脱水和中毒症状;中型有轻至中度脱水或中毒症状;重型腹泻及呕吐严重者,可见少尿,皮肤干瘪,囟门凹陷,眼眶下陷,啼哭无泪,烦躁口渴,神疲乏力,体温升高,腹胀等脱水和中毒症状。

(3)有乳食不节,饮食不洁或感受外邪史。

(二)临床表现

1.寒湿泻

大便清稀多沫,色淡不臭,肠鸣腹痛,面色淡白,口不渴,小便清长,苔白腻,脉濡,指纹色红。

2.湿热泻

大便稀水样,或如蛋花汤样,或有黏液,或黄褐热臭,腹痛即泻,急迫暴注,身有微热,口渴引饮,烦躁,小便短黄,舌红苔黄腻,脉滑数,指纹色紫。

3.伤食泻

大便稀溏夹有奶瓣或不消化的食物残渣,腹痛胀满,泻前哭闹,泻后痛减,大便酸臭,量多,嗳气纳呆,矢气频频臭秽,或伴呕吐酸馊,苔厚腻或黄垢,脉滑,指纹色紫。

4.脾虚泻

久泻不愈,食后即泻,或反复发作,时轻时重,面色萎黄,形体消瘦,食欲缺乏,大便稀溏夹有奶瓣及不消化的食物残渣,舌淡苔薄,脉濡。若泄泻日久不愈,进而可损及肾阳,症见面色淡白,大便水样,次数多,四肢厥冷,舌淡苔白,脉弱无力。甚至出现泄泻不止,完谷不化,四肢逆冷,脉微欲绝,昏不识人等津竭阳脱之症。

西医学根据腹泻的轻重将其分为轻型、中型和重型。重型者常急性起病,也可由轻型逐渐加重、转变而来,腹泻一般每天10次以上,除有较重的胃肠道症状外,并伴有显著全身症状,大便中含有大量水分,患儿食欲低下,常并发呕吐、发热等,体重很快下降,若不及时治疗,可逐渐出现脱水和酸中毒的症状,甚至可危及生命,故在临床上必须严密观察病情变化。

(三)鉴别诊断

1.生理性腹泻

多见于6个月以下的小儿,出生后不久即出现大便次数较多,但食欲好,不影响生长发育,体重不减,添加辅食后大便正常。

2.痢疾

大便呈黏液脓血便,里急后重,次频量少,时有发热,大便常规检查可见脓细胞、红细胞和吞噬细胞,大便培养有痢疾杆菌。

三、推拿治疗

泄泻的治疗原则以运脾化湿为主,针对不同病因,分别采用温中散寒,清热利湿,消食导滞,健脾益气,温阳补肾等法。

(一)寒湿泻

1.治则

温中散寒,化湿止泻。

2.处方

补脾经、推三关、补大肠、揉外劳宫、揉脐、推上七节骨、揉龟尾、按揉足三里。

3.方义

推三关、揉外劳宫,以温阳散寒,配补脾经、揉脐与按揉足三里,能健脾化湿,温中散寒;补大肠、推上七节骨、揉龟尾,能温中止泻。

4.加减

腹痛、肠鸣重者,加揉一窝风、拿肚角;体虚者,加捏脊;惊惕不安者,加清肝经、掐揉五指节。

(二)湿热泻

1.治则

清热利湿,调中止泻。

2.处方

清脾经、清胃经、清大肠、清小肠、退六腑、揉天枢、揉龟尾。

3.方义

清脾胃,以清中焦湿热;清大肠、揉天枢,以清利肠腑湿热积滞;退六腑,以清热利尿除湿,配揉龟尾,以理肠止泻。

4.加减

烦躁不安者,加掐揉小天心。

(三)伤食泻

1.治则

消食导滞,和中助运。

2.处方

补脾经、清大肠、揉板门、运内八卦、揉中脘、摩腹、揉天枢、揉龟尾。

3.方义

补脾经、揉中脘、运内八卦、揉板门、摩腹,以健脾和胃,行滞消食;清大肠、揉天枢,以疏调肠腑积滞;配揉龟尾,以理肠止泻。

4.加减

呕吐者,加推天柱骨。

(四)脾虚泻

1.治则

健脾益气,温阳止泻。

2.处方

补脾经、补大肠、推三关、摩腹、揉脐、推上七节骨、揉龟尾、捏脊。

3.方义

补脾经、补大肠,以健脾益气,固肠实便;推三关、摩腹、揉脐、捏脊,以温阳补中;配推上七节骨、揉龟尾,以温阳止泻。

4.加减

肾阳虚者,加补肾经、揉外劳宫;腹胀者,加运内八卦;久泻不止者,加按揉百会。

四、注意事项

(1)本病推拿治疗有一定疗效,每天治疗 1 次,较重者可每天 2 次,一般 3～10 次可治愈。

(2)在泄泻期间,应适当控制饮食,减轻胃肠道负担,不吃粗纤维蔬菜和难消化食物。伴严重呕吐者,暂禁食 4～6 个小时,可饮用淡盐水和糖水。腹泻好转后进食,应由稀到稠,由少到多。

(3)要勤换尿布,保持臀部皮肤干燥,防止发生红臀。

(4)如小儿出现面色苍白,小便极少或无尿,眼眶凹陷,呕吐频繁,饮食难进,精神萎靡等症时,宜抓紧时机,中西医结合治疗。

参考文献

[1] 戎靖枫,王岩,杨茂.临床心血管内科疾病诊断与治疗[M].北京:化学工业出版社,2021.

[2] 李彬.心血管疾病及介入诊疗新进展[M].北京:科学技术文献出版社,2020.

[3] 刘继文.心血管系统疾病临床诊疗思维[M].天津:天津科学技术出版社,2020.

[4] 步芳芳.心血管内科常见病临床研究[M].郑州:郑州大学出版社,2020.

[5] 陈鹏.心血管疾病基本知识与技术[M].天津:天津科学技术出版社,2020.

[6] 王冰.临床常见心血管疾病诊疗[M].北京:中国纺织出版社,2019.

[7] 王春生.现代心血管疾病介入治疗[M].北京:科学技术文献出版社,2020.

[8] 陈敏.临床心血管疾病诊断[M].昆明:云南科技出版社,2019.

[9] 蔡绪虎.现代心血管疾病预防与治疗[M].北京:科学技术文献出版社,2020.

[10] 赵文静.心血管内科治疗学[M].哈尔滨:黑龙江科学技术出版社,2020.

[11] 刘春霞,郑萍,陈艳芳.心血管系统疾病[M].北京:人民卫生出版社,2020.

[12] 薛晓波.实用心血管疾病临床诊治策略[M].北京:科学技术文献出版社,2020.

[13] 曹勇.心血管疾病介入治疗[M].北京:科学技术文献出版社,2019.

[14] 刘勇.心血管疾病诊疗精粹[M].北京:科学技术文献出版社,2019.

[15] 万荣.心血管疾病临床思维[M].昆明:云南科技出版社,2019.

[16] 李巧春.心血管疾病诊疗研究[M].乌鲁木齐:新疆人民卫生出版社,2020.

[17] 顾磊.心血管疾病治疗实践[M].哈尔滨:黑龙江科学技术出版社,2020.

[18] 杜相鹏.心血管疾病预防与临床诊疗思维[M].北京:科学技术文献出版社,2020.

[19] 于沁,褚晨宇,黄玲.现代心血管病学[M].天津:天津科学技术出版社,2019.

［20］那荣妹，司晓云.心血管疾病诊疗精要［M］.贵阳：贵州科学技术出版社，2020.

［21］叶林.实用心血管疾病诊疗技术［M］.北京：科学技术文献出版社，2020.

［22］崔莹.心血管内科常见病的诊断与防治［M］.南昌：江西科学技术出版社，2019.

［23］隋红.实用心血管疾病诊疗［M］.北京：科学技术文献出版社，2019.

［24］张健.心血管疾病的诊断与治疗［M］.北京：北京工业大学出版社，2020.

［25］马凯.新编心血管疾病诊疗新进展［M］.武汉：湖北科学技术出版社，2020.

［26］裴建明.心血管生理学基础与临床［M］.北京：高等教育出版社，2020.

［27］施慧英.心血管疾病临床诊治［M］.天津：天津科学技术出版社，2019.

［28］李阳.心血管内科诊疗精要［M］.南昌：江西科学技术出版社，2020.

［29］刘玉庆.临床内科与心血管疾病诊疗［M］.北京：科学技术文献出版社，2019.

［30］叶红.心血管疾病诊治与预防［M］.北京：科学技术文献出版社，2019.

［31］毕新同.临床心血管常见疾病［M］.天津：天津科学技术出版社，2020.

［32］袁鹏.常见心血管内科疾病的诊断与防治［M］.开封：河南大学出版社，2021.

［33］苟连平.心血管健康与疾病诊疗技术创新［M］.北京：北京工业大学出版社，2020.

［34］李强.心血管系统疾病临床诊断学［M］.天津：天津科学技术出版社，2020.

［35］刘琼.临床内科与心血管疾病［M］.北京：科学技术文献出版社，2018.

［36］穆研，赵苏云，段晓莉.心血管超声对心血管疾病诊断的作用［J］.影像研究与医学应用，2021，5（6）：216-217.

［37］史周乾.冠心病合并心衰患者行介入治疗的早期疗效［J］.黑龙江医学，2021，45（7）：732-733.

［38］王斯，魏欣，肖乾凤，等.心肌炎的分类及治疗进展［J］.心血管病学进展，2021，42（4）：337-341.

［39］蔡进.冠心病治疗中瑞舒伐他汀与曲美他嗪联合应用分析［J］.世界最新医学信息文摘，2021，21（16）：189-190.

［40］柯俊松，杨文学，张鸿宇，等.生物可吸收支架与药物洗脱支架在急性心肌梗死治疗中的安全性和有效性 Meta 分析［J］.中国介入心脏病学杂志，2021，29（1）：35-43.